【中华国学经典精粹】

灵枢经

焦亮 评译

北京联合出版公司
Beijing United Publishing Co.,Ltd.

图书在版编目（CIP）数据

灵枢经 / 焦亮评译. —北京: 北京联合出版公司,
2018.7（2023.4 重印）
（中华国学经典精粹）
ISBN 978-7-5596-2051-4

Ⅰ. ①灵… Ⅱ. ①焦… Ⅲ. ①《灵枢经》–译文
Ⅳ. ①R221.2

中国版本图书馆CIP数据核字（2018）第087098号

灵枢经

作　　者: 焦　亮
选题策划: 宿春礼
责任编辑: 管　文
封面设计: 新纪元工作室
版式设计: 新纪元工作室
责任校对: 吕凯丽

北京联合出版公司出版
（北京市西城区德外大街83号楼9层　100088）
三河市冀华印务有限公司　新华书店经销
字数: 130千字　787毫米×1092毫米　1/32　5印张
2018年8月第1版　2023年4月第5次印刷
ISBN 978-7-5596-2051-4
定价: 12.00元

前　言

《黄帝内经》是中国最早的医学典籍，大约成书于战国至西汉时期，它集中反映了我国古代的医学成就，创立了祖国医学的理论体系，奠定了中医学发展的基础，始终指导着祖国医学的发展，直到今天仍具有重要的研究价值。

《黄帝内经》分为《素问》和《灵枢》两部分，共十八卷、八十一篇。其中，《灵枢》又称《灵枢经》《针经》《九卷》，是中医针灸学理论体系的奠基之作。

《灵枢》是古代医者假托黄帝之名所作，其具体作者已不可考。从《灵枢》中出现的许多有分歧的学术观点来看，《灵枢》并非出自一人之手，也不是一个时代、一个地方的医学成就，而是在一个相当长时期内的医学经验的总结汇编。医学界普遍认为《灵枢》大部分成书应在春秋战国时期，个别篇章成于两汉时期。

《九卷》这个名称，最早见于东汉末年著名医学家张仲景的《伤寒论·自序》，因为这部书只有九卷，所以张仲景将其称之为《九卷》。

对于《灵枢》的命名，医学界也有不同的解释。明代医学家马莳认为："灵枢者，正以枢为门户，阖辟所系，而灵乃至圣元之称，而此书之切，何以异是。"明末医学家张介宾则认为："神灵之枢要，是谓灵枢。"而大多数学者则倾向于另一种解释，即王冰将《针经》更名为《灵枢》，可能是根据《隋书·经籍志》的"九灵"之目集合道家的"玉枢""神枢"诸经的名称而更名的。

到了晋代，《灵枢》又被西晋学者、医学家、史学家皇甫谧称之为《针经》。而到了唐代，又出现了一部内容与《针经》相类似的书，唐代医学家王冰称之为《灵枢》。

在北宋以前，《针经》和《灵枢》这两部书都还存在。有学者考证，这两部书的内容基本相同，只不过编次有些不同，里面的文字"间有详略"而已。到了北宋初年，《针经》已亡佚，只存《灵枢》，而且《灵枢》也已经残缺了许多，并不是一部完整的书。

到宋哲宗元祐八年（公元1093年），高丽进献了一些医书，其中就有一部九卷的《黄帝针经》。如今现存的《灵枢》即是高丽所献《黄帝针经》的版本。南宋医学家史崧将这部《黄帝针经》改编为二十四卷本，就成了现存行世的《灵枢》版本。明代医学家马莳编写《灵枢注证发微》，则成了历史上全注《灵枢》的第一人。

《灵枢》作为中医经络学、针灸学及其临床的理论渊源，以整体观念为指导，以阴阳五行学说为依据，较为详尽地论述了人体生理、病理、诊断、治疗和养生的有关问题，全面阐述了五脏六腑、精神气血津液、人体气质类型等内容，成为中医基本理论的渊薮。《灵枢》对于经络腧穴理论和针刺方法的记载较为翔实，例如对针法的论述，不仅强调了守神、候气的重要性，而且提出了数十种针刺方法，还详细介绍了针具使用、针刺部位、针刺深浅、针刺禁忌、针刺与四时的关系等内容，为后世针灸学的发展奠定了坚实的基础。

在本书中，我们特意选取了《灵枢》中《九针十二原》《本输》《邪气脏腑病形》《寿夭刚柔》等精华篇章，以帮助人们快速了解《灵枢》一书的治病养生魅力。

目　录

卷之一

卷之二

卷之三

卷之四

卷之一

九针十二原第一　法天

【题解】

九针，是指古代针刺治疗时所使用的九种针具：镵针、员针、鍉针、锋针、铍针、员利针、毫针、长针和大针。十二原，是指十二原穴，包括五脏各两个原穴，以及膏之原穴和肓之原穴各一个，共十二个。本篇的重点就是描述九针和十二原穴的特征和功用。

【原文】

黄帝问于岐伯曰：余子万民，养百姓，而收其租税。余哀其不给，而属有疾病。余欲勿使被毒药①，无用砭石，欲以微针通其经脉，调其血气，营其逆顺出入之会。令可传于后世，必明为之法。令终而不灭，久而不绝，易用难忘，为之经纪。异其章，别其表里，为之终始，令各有形，先立《针经》。愿闻其情。

【注释】

①毒药：古人对可以治疗疾病的药石的通称。

【译文】

黄帝问岐伯说：我养万民，养百官，并征收他们的钱粮赋税。我怜悯他们不能终尽天年，还接连不断地生病。我想要他们不吃药，不用砭石，想要用细小的针疏通他们的经脉，调和他们的气血，使气血在经脉中逆顺运行、出入会合。要让这种疗法可以传给后世，就必须明确地制定它的操作方法。要想让它永远不被湮灭，永久流传不会断绝，容易使用且难以忘记，就必须制定它的使用准则。另外，辨章分句，辨明表里关系，说明用针的终始之道，阐明九针的形状，首先就要编写一部《针经》。我希望听听你的看法。

【原文】

岐伯答曰：臣请推而次之，令有纲纪，始于一，终于九焉。请言其道。小针^①之要，易陈而难入。粗守形，上守神。神乎神，客在门。未睹其疾，恶知其原？刺之微，在速迟。粗守关，上守机。机之动，不离其空^②。空中之机，清静而微。其来不可逢，其往不可追。知机之道者，不可挂以发；不知机道，叩之不发。知其往来，要与之期。粗之暗乎，妙哉！工独有之。往者为逆，来者为顺，明知逆顺，正行无问。逆而夺之，恶得无虚？追而济之，恶得无实？迎之随之，以意和之，针道毕矣。

【注释】

①小针：也称微针，就是如今所用的毫针。②空（kǒng）：本指穴位，此处指腧穴。

【译文】

岐伯回答说：请让我把我知道的按次序来说，让其条理清楚，从一开始，到九结束。请让我先说说用针治病的一般道理。运用小针治病的要领，说起来容易，但达到精妙的境界却很难。技术粗浅的医生拘泥于针刺病位，而技术高明的医生能够根据病人的精神活动及气血盛衰来用针。人体内气血精神的运行通道，也是病邪侵入人体的门户所在。医生看不出疾病的性质，怎么能知道致病的原因呢？针刺的微妙，在于用针的急缓。技术粗浅的医生只会固守四肢关节附近的穴位来用针，而技术高明的医生则能根据气机的变化来用针。气机的变化，是离不开腧穴的。在腧穴中的气机变化，是至清至静而微妙的。当邪气旺盛时，不可迎其势而用补法；当邪气衰弱时，不要用泻法去追泻邪气。知道气机变化之理，就不会有丝毫的差错；不懂得气机运行之理，就好像是箭扣在弦上却不知道怎么发射一样。所以，只有知道气机的往来运行变化，根据气机变化来用针才会有效。技术粗浅的医生不明白这一点，只有技术高明的医生才能体察到其中的妙用。正气去叫作"逆"，正气来复叫作"顺"，清楚地知道气的往来逆顺变化，就能毫无疑问地用针。正气已虚而用泻法夺其余，（正气）怎么不会更虚呢？邪气正盛而用补法济之，（邪气）怎么不会更实呢？只有迎其邪而泻，随其去而补，用心体会掌握补泻的时机，才是真正的用针之道。

【原文】

凡用针者，虚则实之，满则泄之，宛[①]陈则除之，邪胜则虚之。《大要》曰：徐而疾则实，疾而徐则虚。言实与虚，若有若无。察后与先，若存若亡。为虚与实，若得若失。虚实之要，九针最妙。补泻之时，以针为之。泻曰：必持内[②]之，放而出之，排阳得针[③]，邪气得泄。按而引针，是谓内温[④]，血不得散，气不得出也。补曰：随之，意若妄之，若行若按，如蚊虻止，如留如还，去如弦绝。令左属右，其气故止，外门以闭，中气乃实。必无留血，急取诛之。持针之道，坚者为宝，正指直刺，无针左右，神在秋毫，属意病者，审视血脉，刺之无殆。方刺之时，必在悬阳[⑤]，及与两卫[⑥]，神属勿去，知病存亡。血脉者，在腧横居，视之独澄，切之独坚。

【注释】

①宛（yù）：气血郁积。②内：通"纳"，进入。③排阳得针：摇大针孔，以利邪气泄出。阳，指皮肤的浅表部。④内温：气血蕴蓄于内。温，通"蕴"。⑤悬阳：卫气居表而属阳，固护于外，如太阳悬挂在天，故称悬阳。⑥两卫：脾所主之肌肉为脏腑的外卫，卫气循行皮肤之中，为表之外卫，二者合称两卫。

【译文】

大凡用针，都是正气虚用补法，邪气实用泻法，血气瘀滞用破除法，邪气盛用用泻法使邪气外泄。《大要》说：慢慢进针而快速出针，出针后急按针孔，是补法；快速进针而慢慢出针，出针后不按针孔，是泻法。所谓针下有气为实，针下无气为虚，因为气本无形，似有似无，需要用心体察才能感觉到。根据疾病的缓急来决定治疗的先后顺序，根据气的虚实来决定是否留针或留针时间的长短。正确运用针刺补泻的方法，就能让正气虚的患者感到补之若有所得，让邪气盛的患者感到泻之若有所失。补虚泻实的关键，在于巧妙地运用九种针具。补泻各有合适的时机，可以利用针刺来做到。泻法的要领是：持针快速刺入，得气后摇大针孔，慢慢地出针，排开皮肤浅表部位，使邪气得以随针外泄。如果出针后立即按闭针孔，就会使邪气蕴郁体内，瘀血不散，邪气无法排出。补法的要领是：随着经气将去的方向而进针，好像漫不经心地行针，不管是行针引气还是按穴下针都非常轻巧，如同蚊虫叮咬一般，似有似无，得气后则要像离弦的箭那样迅速出针。右手出针而左手随即按闭针孔，经气得以留在体内，向外的门户关闭，中气自然就充实了。出针一定要避免出血，如出血必须立即除去。持针的准则以坚定有力为佳，对准腧穴，端正直刺，针不可偏左或偏右，行针者要将全部精神都集中到针尖，注意观察病人神态的变化，并细心观察病人血脉的虚实，这样，就不会产生危险了。行针的时候，必先刺到表阳所主的卫气，然后再刺到脾阴所主的肌肉，并由此观察患者的精神及其各脏腑的气是否有散失，则可知道病气的存亡。血脉横布在腧穴周围，很容易看清楚，用手摸按也会感到很坚实。

【原文】

　　九针之名，各不同形：一曰镵①针，长一寸六分；二曰员针，长一寸六分；三曰鍉②针，长三寸半；四曰锋针，长一寸六分；五曰铍③针，长四寸，广二分半；六曰员利针，长一寸六分；七曰毫针，长三寸六分；八曰长针，长七寸；九曰大针，长四寸。镵针者，头大末锐，去泻阳气；员针者，针如卵形，揩摩分间，不得伤肌肉，以泻分气；锃针者，锋如黍粟之锐，主按脉勿陷，以致其气；锋针者，刃三隅，以发痼疾；铍针者，末如剑锋，以取大脓；员利针者，尖如氂④，且员且锐，中身微大，以取暴气；毫针者，尖如蚊虻喙，静以徐往，微以久留之而养，以取痛痹；长针者，锋利身长，可以取远痹；大针者，尖如梃⑤，其锋微员，以泻机关之水也。九针毕矣。

【译文】

九针的名称不同，形状也各不相同：第一种叫镵针，长一寸六分；第二种叫员针，长一寸六分；第三种叫锃针，长三寸半；第四种叫锋针，长一寸六分；第五种叫铍针，长四寸，宽二分半；第六种叫员利针，长一寸六分；第七种叫毫针，长三寸六分；第八种叫长针，长七寸；第九种叫大针，长四寸。镵针，针头大而针尖锐利，适合浅刺来泻除皮肤肌表的邪热；员针，针形如卵，适合按摩分肉，既不会损伤肌肉，又能够疏泄分肉之间的邪气；锃针，针尖像黍粟一样圆而微尖，适合按摩经脉、流通气血，但注意不要陷入肌肉，否则会损伤正气；锋针，三面有刃，适合治疗积久难治的顽固性疾患；铍针，针尖如剑锋，适合刺痈排脓；员利针，针尖细如牦牛尾上的毛，圆且锐利，针身略粗，适合治疗急性病证；毫针，针尖纤细如蚊虻的口器，适合慢慢地刺入皮内，持久留针以扶养真气，以治疗痛痹；长针，针尖锋利而针身细长，可以治疗经久不愈的痹症；大针，针体如杖般粗大，针尖略圆，适合泻除关节积水。九针的情况就介绍完了。

【原文】

夫气之在脉也，邪气在上，浊气在中，清气在下，故针陷脉则邪气出，针中脉则浊气出，针太深则邪气反沉，病益。故曰：皮肉筋脉，各有所处，病各有所宜，各不同形，各以任其所宜。无实无虚，损不足而益有余，是谓甚病，病益甚。取五脉者死，取三脉者恇^①。夺阴者死，夺阳者狂。针害毕矣。刺之而气不至，无问其数；刺之而气至，乃去之，勿复针。针各有所宜，各不同形，各任其所为。刺之要，气至而有效，效之信，若风之吹云，明乎若见苍天。刺之道毕矣。

【注释】

①恇（kuāng）：形体衰败。

【译文】

邪气入侵经脉，一般是风热之气在人体上部，饮食不节所致的浊气滞留在肠胃，清冷寒湿之气滞留在人体下部，所以用针刺上部陷脉就能让邪气排出；用针刺阳明之脉就能让浊气排出；病在浅表时如果刺得过深，反而会使邪气随针进入人体内里，加重病情。所以说：皮、肉、筋、脉各有自己的部位，而每种病也各有与之相应的穴位，情况不同，就要随着病情谨慎用针。实证不能用补法，虚证不能用泻法，以免损不足而益有余，使得病情加重。精亏气虚的病人，取五脏腧穴来泻，可能致死；阳气不足的病人，取三阳经的腧穴来泻，可导致怯弱。错泻了阴经而损伤了脏气，会致死；错泻了阳经而损伤了阳气，会导致神志错乱。这些就是用针不当的危害。针刺后如果没有得气，不管用什么手法、操作几次，必须等待经气到来；如果针刺后就得气，就可去针不再刺了。九针的功能各不相同，形状也不一样，要根据病情分别选用。针刺的关键，是针刺后得气，针下得气，必定有疗效，疗效显著的针刺，就像风吹云散，可以清楚地看到明朗天空一样。这些就是针刺的道理。

【原文】

黄帝曰：愿闻五脏六腑所出之处。

岐伯曰：五脏五腧，五五二十五腧；六腑六腧，六六三十六腧。经脉十二，络脉十五。凡二十七气，以上下。所出为井，所溜为荥①，所注为输，所行为经，所入为合。二十七气所行，皆在五腧也。节之交，三百六十五会。知其要者，一言而终；不知其要，流散无穷。所言节者，神气之所游行出入也，非皮肉筋骨也。

【注释】

①荥（xíng）：从泉源流出的细小水流。

【译文】

黄帝说：我想知道五脏六腑脉气所出之处的情况。

岐伯说：五脏经脉，各有井、荥、输、经、合五个腧穴，五五共二十五个腧穴；六腑经脉，各有井、荥、输、原、经、合六个腧穴，六六共三十六个腧穴。人体有十二条经脉，每经各有一条络脉，加上任脉之络、督脉之络、脾之大络，共十五条络脉。这二十七条脉络之气，周行全身。脉络之气所出的地方为"井"，所流过的地方为"荥"，所灌注的地方为"输"，所通过的地方为"经"，所积聚的地方为"合"。二十七条脉络之气流通灌注，都在五腧之中，昼夜不息。人体关节等相交部位的间隙，共有三百六十五个会合处，都是络脉之气聚结的地方，即气穴。知道这些要妙所在，一句话就能说明白；不知道这些要妙所在，就会无从下手。这里所说的"节"，是血气游行出入和络脉之气灌注诸节的部位，而不是指皮肉筋骨。

【原文】

睹其色，察其目，知其散复；一其形，听其动静，知其邪正。右主推之，左持而御之，气至而去之。凡将用针，必先诊脉，视气之剧易，乃可以治也。五脏之气已绝于内，而用针者反实其外，是谓重竭。重竭必死，其死也静。治之者辄反其气，取腋与膺。五脏之气已绝于外，而用针者反实其内，是谓逆厥。逆厥则必死，其死也躁。治之者反取四末。刺之害，中而不去，则精泄；不中而去，则致气。精泄则病益甚而恇，致气则生为痈疡。

【译文】

　　进行针刺的时候，要注意察看。通过观察病人的气色，观察病人的眼神，可以了解病人血气的耗散与恢复；观察病人形态的动静，聆听病人的声音变化，可以掌握其体内的邪气和正气的虚实。然后用右手推而进针，左手护持针身，等到针下得气就可以出针了。凡是针刺之前，一定要先诊查病人的脉象，了解其脏气的和与不和，然后才能开始治疗。如果五脏之气已绝于内，属于阴虚，而用针刺来反补在外的阳经，就会导致阳过盛而阴更虚，这叫"重竭"。重竭必死，患者死时也是安静的。这是医生违反经气补泻原则，错取了腋和胸的腧穴，使得脏气虚竭的结果。如果五脏之气已绝虚外，属于阳虚，而用针刺反补在内阴经，就会导致阴气过盛而阳气过虚，引起四肢厥冷，这叫"逆厥"。逆厥必死，患者死时是烦躁的。这是医生错取了四肢末端的穴位，使得阳气虚竭的结果。针刺的要害是：刺已中病而不出针，就会损伤精气；刺不中病而出针，就会使邪气留滞体内不散。经气损伤就会导致病势加重而使人虚弱，邪气留滞体内就会引发痈疡。

【原文】

　　五脏有六腑，六腑有十二原，十二原出于四关，四关主治五脏。五脏有疾，当取之十二原。十二原者，五脏之所以禀三百六十五节之会也。五脏有疾也，应出十二原，而原各有所出，明知其原，睹其应，而知五脏之害矣。

【译文】

　　五脏之外有六腑，六腑之外有十二原，十二原穴出于四肢关节，四肢关节主治五脏的病变。因此，五脏有病变，就应当选取十二原穴来治疗。因为十二原穴是五脏汇聚三百六十五节经气而集中的地方。因此，五脏有病变，就会反应到十二原穴，而十二原穴各有所属的内脏，明了各原穴的情况，观察其反应，就能了解五脏的病变情况。

【原文】

　　阳中之少阴，肺也，其原出于太渊，太渊二。阳中之太阳，心也，其原出于大陵，大陵二。阴中之少阳，肝也，其原出于太冲，太冲二。阴中之至阴，脾也，其原出于太白，太白二。阴中之太阴，肾也，其原出于太溪，太溪二。膏之原，出于鸠尾，鸠尾一。肓之原，出于脖胦①，脖胦一。凡此十二原者，主治五脏六腑之有疾者也。胀取三阳，飧泄②取三阴。

【注释】

　　①脖胦（yāng）：任脉气海穴的别名，在脐下一寸半处。②飧（sūn）泄：肝郁脾虚、清气不升所致的大便清稀、完谷不化。

【译文】

　　肺是阳中之少阴，它的原穴是太渊，太渊左右共两穴。心是阳中之太阳，它的原穴是大陵，大陵左右共两穴。肝是阴中之少阳，它的原穴是太冲，太冲左右共两穴。脾是阴中之至阴，它的原穴是太白，太白左右共两穴。肾是阴中之太阴，它的原穴是太溪，太溪左右共两穴。膏的原穴是任脉的鸠尾，鸠尾只有一穴。肓的原穴，是任脉的气海，气海只有一穴。这十二原穴，因为是脏腑经络之气流通汇聚的关键之处，所以能治疗五脏六腑的疾病。治腹胀疾病就取三阳经的腧穴，治飧泄病就取三阴经的腧穴。

【原文】

　　今夫五脏之有疾也，譬犹刺也，犹污也，犹结也，犹闭也。刺虽久，犹可拔也；污虽久，犹可雪也；结虽久，犹可解也；闭虽久，犹可决也。或言久疾之不可取者，非其说也。夫善用针者，取其疾也，犹拔刺也，犹雪污也，犹解结也，犹决闭也。疾虽久，犹可毕也。言不可治者，未得其术也。

【译文】

五脏发生病变，如同肌肉扎了刺、物体被污染、绳索打了结、河流淤塞。虽然刺扎的日子长，还是可以拔掉；物体被污染的时间长，但还可以洗净；虽然绳结拴的时间很久，还可以解开；河流淤塞的时间长，但还可以疏通。有人认为久病用针刺来治疗，这种说法是错误的。善于用针的医生治疗疾病，就像拔除肌肉上的刺、洗涤被污染的物体、解开绳结、疏通淤塞的河流一样。患病的时间虽久，还是可以用针刺治愈的。那些说久病不能用针刺治疗的医生，是因为他们没有掌握针刺的技术。

【原文】

刺诸热者，如以手探汤；刺寒清者，如人不欲行。阴有阳疾者，取之下陵三里。正往无殆，气下乃止，不下复始也。疾高而内者，取之阴之陵泉；疾高而外者，取之阳之陵泉也。

【译文】

用针刺治疗热病，如同用手试探热水一样，要浅进快刺；用针刺治疗寒病，如同一个人不愿离开一样，要深刺留针。阴分有热病的，应取阳明经的足三里穴来治疗。下针准确，不能懈怠，邪气一消退就立即出针，如果邪气不退，还要再刺。病发于人体上部而病本属于内脏的，应取太阴经的合穴阴陵泉来治疗；病发于人体上部而病本属于外腑的，应取少阳经的合穴阳陵泉来治疗。

本输第二　法地

【题解】

本输，意思是探求五脏六腑的腧穴的本源。本篇的重点就是讨论五脏的五大腧穴：井、荥、输、经、合，以及六腑的六大腧穴：井、荥、输、原、经、合，以及颈项一周的手足三阳经与任督二脉的腧穴，还有腋下的手太阴和心经的腧穴。

【原文】

黄帝问于岐伯曰：凡刺之道，必通十二经络之所终始，络脉之所别处，五输之所留，六腑之所与合，四时之所出入，五脏之所溜处，阔数之度，浅深之状，高下所至。愿闻其解。

【译文】

黄帝向岐伯问道：大凡针刺的原则，必须通晓十二经络的起止处，络脉从经脉别行的地方，井、荥、输、经、合五输穴的位置，六腑阳经与五脏阴经表里相合的地方，以及四季气候影响人体血气出入的变化，五脏之气流行灌注的体表部位，还有经脉、络脉的宽窄程度和深浅情况，以及血气通循上下的部位。我希望听听你对这些问题的讲解。

【原文】

岐伯曰：请言其次也。肺出于少商，少商者，手大指端内侧也，为井木①；溜于鱼际，鱼际者，手鱼②也，为荥；注于太渊，太渊，鱼后一寸陷者中也，为腧；行于经渠，经渠，寸口中也，动而不居，为经；入于尺泽，尺泽，肘中之动脉也，为合。手太阴经也。

【注释】

①井木：中医将井、荥、输、经、合这五腧穴与五行对应起来，在阴经的对应是：井属木，荥属火，输属土，经属金，合属水。②手鱼：指手大拇指本节（即大拇指的近端指关节）后有肌肉隆起的部位，如鱼腹的形状，因此得名。

【译文】

岐伯说：请让我依次来讲解。肺经的血气从少商穴出发，少商穴位于手大拇指端的内侧，是井穴，属木；血气再流到鱼际穴，鱼际穴位于手鱼的边缘，是荥穴；血气再注入太渊穴，太渊穴位于手鱼后一寸的凹陷部位，是腧穴；血气再运行到经渠穴，经渠穴位于手腕后寸口部位，脉动而不止的地方，是经穴；血气最后汇入尺泽穴，尺泽穴位于手肘中的动脉部位，是合穴。这就是手太阴经所属的五输穴。

【原文】

心出于中冲，中冲，手中指之端也，为井木；溜于劳宫，劳宫，掌中中指本节^①之内间也，为荥；注于大陵，大陵，掌后两骨之间方下者也，为腧；行于间使，间使之道，两筋之间，三寸之中也，有过则至，无过则止，为经；入于曲泽，曲泽，肘内廉下陷者之中也，屈而得之，为合。手少阴也。

【注释】

①本节：指骨与掌骨或趾骨与跖骨相接的第一节。

【译文】

心经的血气从中冲穴出发，中冲穴位于手中指指端，是井穴，属木；血气再流入劳宫穴，劳宫穴位于手掌中央中指本节的内间，是荥穴；血气再注入大陵穴，大陵穴位于手掌后腕与臂骨之间的凹陷部位，是腧穴；血气再行到间使穴，间使穴位于手掌后三寸两筋之间的部位，如果本经有病，这一部位就会有所反应，无病就没有反应，是经穴；血气最后汇入曲泽穴，曲泽穴位于手肘内侧的凹陷处，屈肘即可得穴，是合穴。这是手少阴经所属的五输穴。

【原文】

肝出于大敦，大敦者，足大指之端及三毛之中也，为井木；溜于行间，行间，足大指间也，为荥；注于太冲，太冲，行间上二寸陷者之中也，为腧；行于中封，中封，内踝之前一寸半，陷者之中，使逆则宛，使和则通，摇足而得之，为经；入于曲泉，曲泉，辅骨之下，大筋之上也，屈膝而得之，为合。足厥阴也。

【译文】

　　肝经的血气从大敦穴出发，大敦穴位于大脚趾尖端以及三毛中间，是井穴，属木；血气再流到行间穴，行间穴位于大脚趾和次指间的动脉凹陷处，是荥穴；血气再注入太冲穴，太冲穴位于行间穴上二寸的凹陷处，是输穴；血气再行至中封穴，中封穴在足内踝之前一寸半的凹陷处，让患者将足尖逆而上举，就会看见该部位有宛宛陷窝，再让患者恢复原状，进针可通，或是让患者轻摇足部来取穴，是经穴；血气最终汇入曲泉穴，曲泉位于膝内辅骨之下，大筋之上，屈膝即可得穴，是合穴。这是足厥阴经所属的五输穴。

【原文】

　　脾出于隐白，隐白者，足大指之端内侧也，为井木；溜于大都，大都，本节之后，下陷者之中也，为荥；注于太白，太白，腕骨之下也，为输；行于商丘，商丘，内踝之下，陷者之中也，为经；入于阴之陵泉，阴之陵泉，辅骨之下，陷者之中也，伸而得之，为合。足太阴也。

【译文】

　　脾经的血气从隐白穴出发，隐白穴位于足大趾端的内侧，是井穴，属木；血气再流到大都穴，大都穴位于足大趾本节后内侧的凹陷处，是荥穴；血气再注入太白穴，太白穴位于足内侧核骨之下，是输穴；血气再行至商丘穴，商丘穴位于足内踝之下的凹陷处，是经穴；血气最终汇入阴陵泉穴，阴陵泉穴位于膝内侧辅骨之下的凹陷处，伸足即可得穴，是合穴。这是足太阴经所属的五输穴。

【原文】

　　肾出于涌泉，涌泉者，足心也，为井木；溜于然谷，然谷，然骨之下者也，为荥；注于太溪，太溪，内踝之后，跟骨之上，陷中者也，为输；行于复留，复留，上内踝二寸，动而不休，为经；入于阴谷，阴谷，辅骨之后，大筋之下，小筋之上也，按之应手，屈膝而得之，为合。足少阴经也。

【译文】

　　肾经的血气从涌泉穴出发，涌泉穴位于足心部位，是井穴，属木；再流到然谷穴，然谷穴位于足内踝前大骨下的凹陷处，是荥穴；再注入太溪穴，太溪穴位于足内踝骨后，跟骨之上的凹陷处，是输穴；再行至复溜穴，复溜穴位于足内踝上二寸处，有动脉跳动不止，是经穴；最终汇入阴谷穴，阴谷穴位于膝内侧辅骨之后，大筋之下，小筋之上的部位，按之应手，屈膝即可得穴，是合穴。这是足少阴经所属的五腧穴。

【原文】

　　膀胱出于至阴，至阴者，足小指之端也，为井金①；溜于通谷，通谷，本节之前外侧也，为荥；注于束骨，束骨，本节之后，陷中者也，为腧；过于京骨，京骨，足外侧大骨之下，为原；行于昆仑，昆仑，在外踝之后，跟骨之上，为经；入于委中，委中，腘中央，为合；委而取之。足太阳也。

【注释】

　　①井金：中医将井、荥、输、经、合这五腧穴与五行对应起来，在阳经的对应是：井属金，荥属水，输属木，经属火，合属土。

【译文】

　　膀胱经的血气从至阴穴出发，至阴穴位于足小趾端的外侧，是井穴，属金；再流至通谷穴，通谷穴位于足小趾本节之前的外侧，是荥穴；再注入束骨穴，束骨穴位于足小趾本节后的凹陷处，是输穴；再流过京骨穴，京骨穴位于足外侧大骨下的部位，是原穴；再行至昆仑穴，昆仑穴位于足外踝之后，跟骨之上的凹陷处，是经穴；最终汇入委中穴，委中穴位于膝腘后横纹中央的部位，是合穴，屈膝即可得穴。这是足太阳膀胱经所属的五腧穴。

灵枢经

【原文】

胆出于窍阴，窍阴者，足小指次指之端也，为井金；溜于侠溪，侠溪，足小指次指之间也，为荥；注于临泣，临泣，上行一寸半陷者中也，为腧；过于丘墟，丘墟，外踝之前，下陷者中也，为原；行于阳辅，阳辅，外踝之上，辅骨之前，及绝骨之端也，为经；入于阳之陵泉，阳之陵泉，在膝外陷者中也，为合，伸而得之。足少阳也。

【译文】

胆经的血气从窍阴穴出发，窍阴穴位于足第四趾尖端的外侧，是井穴，属金；再流到侠溪穴，侠溪穴位于足小趾和次趾之间，是荥穴；再流注到临泣穴，临泣穴位于侠溪穴上行一寸半的凹陷处，是输穴；再流过丘墟穴，丘墟穴位于足外踝前面之下的凹陷处，是原穴；再行至阳辅穴，阳辅穴位于足外踝之上，辅骨之前，绝骨上端，是经穴；最终汇入阳陵泉穴，阳陵泉穴位于膝外侧的凹陷处，为合穴，伸足即可得穴。这是足少阳胆经所属的五腧穴。

【原文】

胃出于厉兑，厉兑者，足大指内次指之端也，为井金；溜于内庭，内庭，次指外间也，为荥；注于陷谷，陷谷者，上中指内间上行二寸陷者中也，为腧；过于冲阳，冲阳，足跗①上五寸陷者中也，为原；摇足而得之，行于解溪，解溪，上冲阳一寸半陷者中也，为经；入于下陵，下陵，膝下三寸，胻②骨外三里也，为合；复下三里三寸为巨虚上廉，复下上廉三寸为巨虚下廉也；大肠属上，小肠属下，足阳明胃脉也。大肠小肠，皆属于胃。是足阳明也。

【注释】

①跗（fū）：脚背。②胻（héng）：小腿。

【译文】

胃经的血气从厉兑穴出发，厉兑穴位于足第一趾侧、第二趾尖端，是井穴，属金；再流到内庭穴，内庭穴位于足次趾的外侧与中趾之间，是荥穴；再注入陷谷穴，陷谷穴位于中趾内侧向上二寸的凹陷处，是输穴；再流过冲阳穴，冲阳穴位于足背上自趾缝向上五寸的凹陷处，是原穴，摇动足部即可得穴；再行至解溪穴，解溪穴位于冲阳穴之上一寸半的凹陷处，是经穴；最终汇入下陵穴，下陵穴就是膝下三寸、胫骨外缘的三里穴，是合穴；从三里穴下行三寸是上巨虚穴，从上巨虚穴再下行三寸，是下巨虚穴；大肠属于上巨虚穴，小肠属于下巨虚穴，都属于足阳明胃脉。大肠、小肠，都与胃相连属。这是足阳明胃经所属的五腧穴。

【原文】

三焦者，上合手少阳，出于关冲，关冲者，手小指次指之端也，为井金；溜于液门，液门，小指次指之间也，为荥；注于中渚，中渚，本节之后陷者中也，为腧；过于阳池，阳池，在腕上陷者之中也，为原；行于支沟，支沟，上腕三寸，两骨之间陷者中也，为经；入于天井，天井，在肘外大骨之上陷者中也，为合，屈肘乃得之；三焦下腧，在于足大指之前，少阳之后，出于腘中外廉，名曰委阳，是太阳络也，手少阳经也。三焦者，足少阳、太阳之所将，太阳之别也，上踝五寸，别入贯腨肠[1]，出于委阳，并太阳之正，入络膀胱，约下焦。实则闭癃，虚则遗溺；遗溺则补之，闭癃则泻之。

【注释】

①腨（shuàn）肠：腿肚。

【译文】

三焦的血气，上与手少阳经脉相合，从关冲穴出发，关冲穴位于手小指侧无名指指端，是井穴，属金；血气再流到液门穴，液门穴位于手小指与无名指之间，是荥穴；血气再注入中渚穴，中渚穴位于无名指本节后的凹陷处，是输穴；血再流过阳池穴，阳池穴位于手腕上横纹凹陷处，是原穴；血气再行至支沟穴，支沟穴位于手腕上三寸，两骨之间的凹陷处，是经穴；血气最终汇入天井穴，天井穴位于肘外大骨之上的凹陷部位，是合穴，屈肘即可得穴；三焦的血气流通至足部的腧穴的，在足大指之前，足少阳经之后，从膝腘窝外侧出发，叫作委阳穴，是足太阳经的络脉，也是手少阳的经脉。三焦的血气，是由足少阳经和足太阳经输送，因它是足太阳经的别络，所以它的血气又从踝上五寸的部位出发，别入并通过腿肚，再从委阳穴出来，并入足太阳经的正脉，进入腹内联络膀胱，以约束下焦。三焦之气实就会导致小便不通畅；三焦之气虚，就会导致遗尿；遗尿就用补法，小便不通畅就用泻法。

【原文】

小肠者，上合手太阳，出于少泽，少泽，小指之端也，为井金；溜于前谷，前谷，在手外廉本节前陷者中也，为荥；注于后溪，后溪者，在手外侧本节之后也，为腧；过于腕骨，腕骨在手外侧腕骨之前，为原；行于阳谷，阳谷，在锐骨之下陷者中也，为经；入于小海，小海，在肘内大骨之外，去端半寸陷者中也，伸臂而得之，为合。手太阳经也。

【译文】

小肠的血气，上合于手太阳经脉，从少泽穴出发，少泽穴位于手小指尖端的外侧，是井穴，属金；血气再流到前谷穴，前谷穴位于手外侧本节前的凹陷处，是荥穴；血气再注入后溪穴，后溪穴位于手外侧小指本节的后方，是输穴；血气再流过腕骨穴，腕骨穴位于手外侧腕骨之前，是原穴；血气再行至阳谷穴，阳谷穴位于手外侧腕、锐骨之下的凹陷处，是经穴；血气最终汇入小海穴，小海穴位于手肘内侧大骨的外缘，离肘尖半寸的凹陷处，伸臂即可得穴，是合穴。这是手太阳小肠经所属的五腧穴。

【原文】

大肠上合手阳明，出于商阳，商阳，大指次指之端也，为井金；溜于本节之前二间，为荥；注于本节之后三间，为腧；过于合谷，合谷，在大指歧骨①之间，为原；行于阳溪，阳溪，在两筋间陷者中也，为经；入于曲池，在肘外辅骨陷者中也，屈臂而得之，为合。手阳明也。

是谓五脏六腑之腧，五五二十五腧，六六三十六腧也。六腑皆出足之三阳，上合于手者也。

【注释】

①歧骨：两骨末端互相交合的部分，状如分枝，因此得名。此处指大拇指和食指本节后两骨分歧之处，即第一掌骨和第二掌骨之间。

【译文】

大肠的血气，上合于手阳明经脉，从商阳穴出发，商阳穴位于手大指侧，食指尖端的内侧，是井穴，属金；血气再流到食指本节前的二间穴，是荥穴；血气再注入食指本节后面的三间穴，是输穴；血气再流过合谷穴，合谷穴位于手大拇指和食指的歧骨中间，是原穴；血气再行至阳溪穴，阳溪穴位于手腕上两筋中间的凹陷处，是经穴；血再汇入曲池穴，曲池穴位于手肘外辅骨横纹的凹陷处，屈肘即可得穴，是合穴。这是手阳明大肠经所属的五腧穴。

以上所说的就是五脏六腑的腧穴，五脏阴经共有五五二十五个腧穴；六腑阳经共有六六三十六个腧穴。六腑的血气都出自足三阳经脉，并上行与手三阳经脉相合。

【原文】

缺盆之中，任脉也，名曰天突；一次任脉侧之动脉，足阳明也，名曰人迎；二次脉，手阳明也，名曰扶突；三次脉，手太阳也，名曰天窗；四次脉，足少阳也，名曰天容；五次脉，手少阳也，名曰天牖；六次脉，足太阳也，名曰天柱；七次脉，颈①中央之脉，督脉也，名曰风府。腋内动脉，手太阴也，名曰天府；腋下三寸，手心主也，名曰天池。

【注释】

①颈：应为"项"。

【译文】

在左右两缺盆穴的中间，是任脉上的天突穴；次于任脉后第一行的动脉处，是足阳明经脉上的人迎穴；次于任脉第二行的动脉处，是手阳明经脉上的扶突穴；次于任脉第三行的动脉处，是手太阳经脉上的天窗穴；次于任脉第四行的动脉处，是足少阳经脉上的天容穴；次于任脉第五行的动脉处，是手少阳经脉上的天牖穴；次于任脉第六行的动脉处，是足太阳经脉上的天柱穴；次于任脉第七行的动脉处，在项中央的位置，是督脉上的风府穴。腋下上臂内侧的动脉处，是手太阴经脉上的天府穴；腋下三寸，是手厥阴心包经脉上的天池穴。

【原文】

刺上关者，呿①不能欠；刺下关者，欠不能呿。刺犊鼻者，屈不能伸；刺两关者，伸不能屈。

【注释】

①呿（qū）：张口。

【译文】

针刺上关穴，应张口而不能合口；针刺下关穴，应合口而不能张口。针刺犊鼻穴，应屈膝而不能伸足；针刺内关穴、外关穴，应伸手而不能弯屈。

【原文】

足阳明，挟喉之动脉也，其腧在膺中。手阳明，次在其腧外，不至曲颊一寸。手太阳，当曲颊。足少阳，在耳下曲颊之后。手少阳，出耳后，上加完骨之上。足太阳，挟项大筋之中发际。阴尺动脉，在五里，五腧之禁也。

【译文】

足阳明经挟结喉两旁的动脉，其腧穴人迎穴分布在胸两旁的膺部。手阳明经的腧穴扶突穴，在足阳明经动脉腧穴之外，距离曲颊一寸。手太阳经的腧穴天窗穴，则正当曲颊之下。足少阳经的腧穴天冲穴，在曲颊之后，耳朵之下。手少阳经的腧穴天髎穴在耳后，其上有足少阳胆经的完骨穴。足太阳经的腧穴天柱穴，挟项后在大筋外侧凹陷中的发际处。手太阴尺泽穴上三寸的动脉处，是手阳明经的五里穴，误刺该穴，会使井、荥、输、经、合五腧穴所内行的脏气衰竭，所以它是一个禁用针刺的穴位。

【原文】

　　肺合大肠，大肠者，传道之腑。心合小肠，小肠者，受盛之腑。肝合胆，胆者，中精之腑。脾合胃，胃者，五谷^①之腑。肾合膀胱，膀胱者，津液之腑也。少阳属肾，肾上连肺，故将两脏。三焦者，中渎之腑也，水道出焉，属膀胱，是孤之腑也。是六腑之所与合者。

【注释】

　　①五谷：疑为"水谷"。

【译文】

　　肺配合大肠，大肠是输送小肠已经消化之物的器官。心配合小肠，小肠是受盛被胃腐化的食物的器官。肝配合胆，胆是居中接受精汁的器官。脾配合胃，胃是消化水谷的器官。肾配合膀胱，膀胱是贮存尿液的器官。手少阳隶属于肾，肾的经脉向上与肺连，因此能统率三焦和膀胱两脏。三焦是像沟渎一样行水的器官，可疏调水道，属于膀胱，是一个单独存在的器官。以上就是六腑与五脏配合的情况。

【原文】

　　春取络脉诸荥大经分肉^①之间，甚者深取之，间^②者浅取之。夏取诸腧孙络^③肌肉皮肤之上。秋取诸合，余如春法。冬取诸井诸腧之分，欲深而留。此四时之序，气之所处，病之所舍，藏之所宜。转筋者，立而取之，可令遂已。痿厥者，张而刺之，可令立快也。

【注释】

　　①大经分肉：大经，指经脉。分肉，肌肉之间的间隙。②间：指疾病轻

浅,与"甚"相对。③孙络:络脉中分出的细小的支络,像网一样联系于诸经之间。

【译文】

春天针刺治疗,应取用浅表部的络脉、十二经的荥穴以及大经的分肉之间的部位,病情严重的应深刺,病情轻微的应浅刺。夏天针刺治疗,应取用十二经的输穴、孙络,孙络位于肌肉皮肤表面。秋天针刺治疗,应取用十二经的合穴,其余的则参照春天的刺法。冬天针刺治疗,应取用十二经的井穴以及输穴,应深刺并留针。这是根据四时气候的暖热凉寒的变化规律,血气运行的深浅,病邪停留的部位,以及时令、经络皮肉等与脏腑的关系,来确定每个季节针刺最为适宜的地方。对于转筋的病证,应让患者站立而取穴针刺,可使其立即好转。对于四肢偏废的痿厥病人,应让患者四肢伸开,再取穴针刺,可使病人立即感到轻快许多。

邪气脏腑病形第四　法时

【题解】

邪气,指疾病的病因;脏腑,指疾病的部位;病形,指疾病的表现症状。本篇的重点是详细讨论不同邪气侵袭人体时所伤及的不同部位,以及中阴中阳的区别,并列举了邪气中人的不同原因,阐述了察色、诊脉和诊尺肤等诊法在诊断上的意义及重要性。

【原文】

黄帝问于岐伯曰:邪气之中人也,奈何?

岐伯答曰:邪气之中人高也。

黄帝曰:高下有度乎?

岐伯曰:身半已上者,邪中之也;身半已下者,湿中之也。故曰:邪之中人也,无有常。中于阴则溜于腑,中于阳则溜于经。

【译文】

黄帝问岐伯说：外邪之气侵袭人体的情形，是怎样的？

岐伯回答说：外邪之气侵袭人体，主要是侵袭人体的上部。

黄帝问：邪气侵袭部位的上下，有什么规律吗？

岐伯回答说：在人体上部发病的，是风寒等外邪侵袭所致；在人体下部发病的，是湿邪侵犯所致。所以说：外邪之气侵犯人体，并没有固定的部位。外邪之气侵袭了五脏的阴经，就会流传到属阳的六腑；外邪之气侵袭了阳经，就会流传到这条经的通路上而发病。

【原文】

黄帝曰：阴之与阳也，异名同类，上下相会，经络之相贯，如环无端。邪之中人，或中于阴，或中于阳，上下左右，无有恒常，其故何也？

岐伯曰：诸阳之会，皆在于面。中人也，方乘虚时，及新用力，若饮食汗出，腠理开，而中于邪。中于面则下阳明，中于项则下太阳，中于颊则下少阳，中于膺背两胁亦中其经。

【译文】

黄帝说：经脉的阴经和阳经，虽然名称不同，但同属于经络系统，都是运行气血的组织，它们上下相互会合，经络之间相互贯通，就像环一样没有开端。外邪之气侵袭人体，或是侵袭阴经，或是侵袭阳经，或上或下，或左或右，没有固定的部位，这是什么原因呢？

岐伯说：手足的三阳经的会合之处，都在人体的头面部。邪气侵袭人体，往往是趁着人体虚弱的时候，以及刚劳累用力后，或是因吃饭而出了汗，以致腠理开泄的时候，而被邪气侵袭。邪气侵入面部，就会下行至足阳明胃经；邪气侵入项部，就会下行至足太阳膀胱经；邪气侵入颊部，就会下行至足少阳胆经；邪气侵入在前的胸膺、在后的脊背以及在两侧的胁肋部，也会分别下行至阳明经、太阳经和少阳经。

【原文】

黄帝曰：其中于阴，奈何？

岐伯曰：中于阴者，常从臂胻始。夫臂与胻，其阴皮薄，其肉淖泽^①，故俱受于风，独伤其阴。

【注释】

①淖（nào）泽：柔润。在此作"柔软"讲。

【译文】

黄帝问：外邪之气侵袭阴经的情况，是怎样的呢？

岐伯回答说：外邪之气侵入阴经，往往是从手臂或足胫开始的。因为手臂和足胫内侧的皮肤较薄，肌肉也较为柔软，所以身体各部位同样感受到风邪时，这些部位最容易被风邪侵袭。

【原文】

黄帝曰：此故伤脏乎？

岐伯答曰：身之中于风也，不必动脏。故邪入于阴经，则其脏气实，邪气入而不能客，故还之于腑。故中阳则溜于经，中阴则溜于腑。

【译文】

黄帝问：外邪侵袭了阴经之后，会损害五脏吗？

岐伯回答说：人体虽受到外邪之气的侵袭，却不一定会影响到五脏。所以，如果外邪侵入阴经而五脏之气充实，即使邪气侵入了也无法停留，必定会从五脏退还到六腑。因此，阳经被外邪之气侵袭，就会直接在本经上发病；阴经被外邪之气侵袭，就会流传到六腑而发病。

【原文】

黄帝曰：邪之中人脏，奈何？

岐伯曰：愁忧恐惧则伤心，形寒寒饮则伤肺。以其两寒相感，中外皆伤，故气逆而上行。有所堕坠，恶血留内，若有所大怒，气上而不下，积于胁下则伤肝。有所击仆，若醉入房，汗出当风则伤脾。有所用力举重，若入房过度，汗出浴水则伤肾。

黄帝曰：五脏之中风，奈何？

岐伯曰：阴阳俱感，邪气乃往。

黄帝曰：善哉。

【译文】

黄帝问：外邪之气侵入人体五脏的情形，是怎样的？

岐伯回答说：愁忧恐惧会损伤心脏，形体受寒，又饮冷水，会损伤肺。因为两种寒邪内外相应，使得在内的肺脏和在外的皮毛都受到伤害，导致肺气上逆而引发病变。从高处坠落，瘀血留滞体内，如果又大怒刺激，就会导致气上逆而不下，郁结于胸胁之下，就会损伤肝脏。被人击打跌倒，或是醉后行房事，以致汗出后受风着凉，就会损伤脾脏。如果用力提举过重的物品，或是房事过度，以及出汗后沐浴，就会损伤肾脏。

黄帝问：五脏被外邪之气所侵袭，原因是什么呢？

岐伯说：一定是内脏先受到损伤，再感受到外邪之气，以致内外俱虚，风邪得以内侵五脏。

黄帝说：说得真好。

【原文】

黄帝问于岐伯曰：首面与身形也，属骨连筋，同血合于气耳。天寒则裂地凌冰，其卒寒，或手足懈惰，然而其面不衣，何也？

岐伯答曰：十二经脉，三百六十五络，其血气皆上于面而走空窍，其精阳气上走于目而为睛，其别气走于耳而为听，其宗气上出于鼻而为臭，其浊气出于胃走唇舌而为味。其气之津液皆上熏于面，而皮又厚，其肉坚，故热甚，寒不能胜之也。

【译文】

黄帝问岐伯说：人的头面和全身上下各部，都是由筋骨支撑，由气血滋养。当天寒地裂、滴水成冰的时候，如果天气猝然变冷，人们的手脚都会蜷缩起来，懒于动作，而面部却能裸露在外，为什么呢？

岐伯回答说：周身的十二经脉和与之相通的三百六十五络脉里运行的所有血气，都是上达于头面部，然后再分别流入各个孔窍之中。精阳之气上行于目，让眼睛能看；其旁行的经气上行于耳，让耳朵能够听；其宗气上行于鼻，让鼻能嗅；胃腑之谷气从胃上达于唇舌，让舌能辨别五味。所有这些气和津液，都上行熏蒸于面部，而且面部的皮肤又比较厚，肌肉也坚实，所以面上的阳热极多，即使在极冷的天气里也能适应。

【原文】

黄帝曰：邪之中人，其病形何如？

岐伯曰：虚邪①之中身也，洒淅动形；正邪②之中人也微，先见于色，不知于身，若有若无，若亡若存，有形无形，莫知其情。

黄帝曰：善哉。

【注释】

①虚邪：指四时不正之邪，即所谓四时八节的虚邪贼风，受虚邪侵袭，发病较重。②正邪：指四季正常的风，仅在人汗出而腠理开泄时侵袭人体。受正邪侵袭，发病较轻。

【译文】

黄帝问：外邪侵袭人体，发病的情况是怎样的？

岐伯说：虚邪贼风侵袭人体，病人会有恶寒战栗的病象；正邪侵袭人体，发病比较轻微，最初是气色有所变化，身体上没什么感觉，好像有病又好像没有病，好像有症状又好像没症状，所以不容易了解它的病情。

黄帝说：说得好。

【原文】

黄帝问于岐伯曰：余闻之，见其色，知其病，命曰明；按其脉，知其病，命曰神；问其病，知其处，命曰工。余愿闻见而知之，按而得之，问而极之，为之奈何？

岐伯答曰：夫色脉与尺之相应也，如桴鼓①影响之相应也，不得相失也。此亦本末根叶之殊候也，故根死则叶枯矣。色脉形肉不得相失也，故知一则为工，知二则为神，知三则神且明矣。

【注释】

①桴(fú)鼓：本指鼓槌与鼓，比喻事物相应。

【译文】

黄帝问岐伯说：我听说，医生观察病人的气色，就能够知道病情的，叫作"明"；切按病人的脉象，就能知道病情的，叫作"神"；询问病人的病情，就能知道病痛所在的，叫作"工"。我希望听你说说怎样能做到望色即可知道病情，切脉即可知晓病况，问诊即能了解病痛的所在？

岐伯回答说：病人的气色、脉象和尺肤都与疾病有相应的关系，如响随鼓、如影随形一样，是不会有差错的。这也像树木的根本与枝叶之间的关系一样，树根死了，则枝叶也必然枯萎。病人的面色、脉象以及形体肌肉的变化也是相应一致的，所以掌握其中一种方法的就可称为"工"，掌握了其中两种方法的就可称为"神"，能够完全掌握这三种方法并参合运用的就是神医了。

【原文】

黄帝曰：愿卒闻之。

岐伯答曰：色青者，其脉弦也；赤者，其脉钩也；黄者，其脉代也；白者，其脉毛也；黑者，其脉石也。见其色而不得其脉，反得其相胜之脉则死矣；得其相生之脉则病已矣。

【译文】

　　黄帝说：我希望听听你对面色、脉象的详尽解释。

　　岐伯回答说：面色发青的病人，脉象应该是端直而长的弦脉；面色发红的病人，脉象应该是来盛去衰的钩脉；面色发黄的病人，脉象应该是软而弱的代脉；面色发白的病人，脉象应该是浮虚而轻的毛脉；面色发黑的病人，脉象应该是沉坚的石脉。如果看到面色与脉象不合，反而诊到相克的脉象，病人一定会死；如果诊得相生的脉象，病人就会痊愈。

【原文】

　　黄帝问于岐伯曰：五脏之所生，变化之病形，何如？

　　岐伯答曰：先定其五色五脉之应，其病乃可别也。

　　黄帝曰：色脉已定，别之奈何？

　　岐伯曰：调其脉之缓急、小大、滑涩，而病变定矣。

【译文】

　　黄帝问岐伯说：五脏所发生的疾病，以及它的内在变化和外在表现，是怎样的呢？

　　岐伯回答说：先确定五脏与五色、五脉的对应关系，就能辨别五脏的病情了。

　　黄帝问：气色和脉象已经确定，怎么判别病情呢？

　　岐伯说：只要诊查出脉的缓急、脉象的大小、脉势的滑涩等情况，就可以确定病变了。

【原文】

　　黄帝曰：调之奈何？

　　岐伯答曰：脉急者，尺之皮肤亦急；脉缓者，尺之皮肤亦缓；脉小者，尺之皮肤亦减而少；脉大者，尺之皮肤亦贲^①而起；脉滑者，尺之皮肤亦滑；脉涩者，尺之皮肤亦涩。凡此变者，有微有甚，故善调尺者，不待于寸；善调脉者，不待于色。能参合而行之者，可以为上工，上工十全九；行二者为中工，中工十全七；行一者为下工，下工十全六。

【注释】

①贲（fén）：大。

【译文】

黄帝问：怎样诊得这些脉象的情况呢？

岐伯回答说：脉急促的，则尺肤的皮肤也显得紧急；脉徐缓的，则尺肤的皮肤也显得松弛；脉象小的，则尺肤的皮肤也显得瘦薄而少气；脉象大的，则尺肤的皮肤也显得大而隆起；脉象滑的，则尺肤的皮肤也显得滑润；脉象涩的，则尺肤的皮肤也显得枯涩。以上几种变化，有显著的也有不甚显著的，所以善于诊察尺肤的医生，可以不必诊察寸口的脉象；善于诊察脉象的医生，不必察颜望色。能够将察色、辨脉以及观察尺肤三者配合起来诊断的医生，就可以称为上工，上工治病，十个病人可治愈九个；能够运用其中两种方法来诊断的医生，称为中工，中工治病，十个病人可以治愈七个；仅能运用其中一种方法来诊断的医生，称为下工，下工治病，十个病人只能治愈六个。

【原文】

黄帝曰：请问脉之缓急、小大、滑涩之病形，何如？

岐伯曰：臣请言五脏之病变也。心脉急甚者，为瘛疭①；微急，为心痛引背，食不下。缓甚，为狂笑；微缓，为伏梁②，在心下，上下行，时唾血。大甚，为喉吤③；微大，为心痹引背，善泪出。小甚，为善哕；微小，为消瘅④。滑甚，为善渴；微滑，为心疝引脐，小腹鸣。涩甚，为喑⑤；微涩，为血溢，维⑥厥，耳鸣，巅疾。

【注释】

①瘛疭（chì zòng）：也称抽风、抽搐，是指手脚痉挛、口斜眼歪的症状。筋脉挛急叫瘛，筋脉弛长叫疭。②伏梁：病名，指心下的积聚，属五脏积病之一。③喉吤（jiè）：喉中如有物梗阻的感觉。④消瘅（dàn）：消渴病证之古称。⑤喑（yīn）：哑。⑥维：四维，即四肢。

【译文】

黄帝说：请问脉象缓急、小大、滑涩所对应的病情，是怎样的呢？

岐伯说：请让我就五脏的病变来说明吧。心脉特别急的，会手脚抽搐；心脉微急的，会感觉心痛牵引后背，饮食不下。心脉特别缓慢的，会神志失常地狂笑不止；心脉微缓的，是气血凝滞成形、伏于心胸之下的伏梁病，其滞塞感或上或下，能升能降，有时出现唾血。心脉特别大的，会感觉喉中如有物梗塞；心脉微大的，是血脉不通的心痹病，心痛牵引肩背，并时时流出眼泪。心脉特别小的，会常常呃逆；心脉微小的，是多食善饥的消渴病。心脉特别滑的，会因血热而燥，会时时口渴；心脉微滑的，会发现热在于下的心疝牵引脐周作痛，并有小腹的肠鸣。心脉特别涩的，会发现不能说话；心脉微涩的，会有血溢而发生吐血、衄血之类的病证，以及四肢逆厥、耳鸣等头部疾患。

【原文】

肺脉急甚，为癫疾；微急，为肺寒热，怠惰、咳唾血、引腰背胸，若鼻息肉不通。缓甚，为多汗；微缓，为痿瘘、偏风，头以下汗出，不可止。大甚，为胫肿；微大，为肺痹，引胸背，起恶日光。小甚，为泄；微小，为消瘅。滑甚，为息贲①上气；微滑，为上下出血。涩甚，为呕血；微涩，为鼠瘘，在颈支腋之间，下不胜其上，其应善痠②矣。

【注释】

①息贲（bēn）：病名，指肺积，因肺气郁结于胁下而致喘息上贲，故得名息贲。②痠（suān）：疼痛，酸痛。

【译文】

肺脉特别急的，是癫疾；肺脉微急的，是肺有寒热，症见倦怠乏力、咳而唾血，并牵引腰背胸部作痛，或是鼻中有息肉而导致鼻腔阻塞不通、呼吸不畅。肺脉特别缓慢的，是多汗；肺脉微缓的，是痿疮病、半身不遂，头部以下汗出不止。肺脉特别大的，是足胫部肿胀；肺脉微大的，是肺痹，发作时会牵引胸背作痛，怕见日光。肺脉特别小的，是泄泻病；肺脉微小的，是消瘅病。肺脉特别滑的，是息贲，会导致肺气上逆；肺脉微滑的，口鼻与二阴会出血。肺脉特别涩的，会有呕血；肺脉微涩的，是鼠瘘病，发于颈项及腋肋之间，有下肢轻而上肢重的感觉，并常常感到下肢酸软无力。

【原文】

肝脉急甚，为恶言；微急，为肥气，在胁下，若覆杯。缓甚，为善呕；微缓，为水瘕痹①也。大甚，为内痈，善呕，衄；微大，为肝痹，阴缩，咳引小腹。小甚，为多饮；微小，为消瘅。滑甚，为㿉疝②；微滑，为遗溺。涩甚，为溢饮；微涩，为瘛疭筋痹。

【注释】

①水瘕（jiǎ）痹：指水结在胸胁下，结聚成形而小便不通的病证。②㿉（tuí）疝：疝气的一种，阴囊肿大叫作"㿉"。

【译文】

肝脉特别急的，会恶声恶气；肝脉微急的，是肥气病，发于胸胁，形状就像倒扣着的杯子一样。肝脉特别缓的，会时时呕吐；肝脉微缓的，是水积胸胁所致的水瘕痹病，会小便不通。肝脉特别大的，是内有痈肿，会时常呕吐和出鼻血；肝脉微大的，是肝痹病，会阴器收缩，咳嗽时牵引小腹作痛。肝脉特别小的，会口渴多饮；肝脉微小的，是消瘅病。肝脉特别滑的，是阴囊肿大的㿉疝病；肝脉微滑的，是遗尿病。肝脉特别涩的，是水湿溢于肢体的溢饮病；肝脉微涩的，是筋脉拘挛不舒的筋痹病。

【原文】

脾脉急甚，为瘛疭；微急，为膈中，食饮入而还出，后沃沫。缓甚，为痿厥；微缓，为风痿，四肢不用，心慧然若无病。大甚，为击仆；微大，为疝气①，腹里大脓血，在肠胃之外。小甚，为寒热；微小，为消瘅。滑甚，为㿉癃。微滑，为虫毒蛔蝎^②，腹热。涩甚，为肠癀；微涩，为内癀，多下脓血。

【注释】

①疝气：应为"痞气"。②虫毒蛔蝎：泛指肠中的各种寄生虫病。

【译文】

脾脉特别急的，会手足抽搐；脾脉微急的，是膈中病，会吃下就吐，大便多泡沫。脾脉特别缓的，会四肢痿软无力而厥冷；脾脉微缓的，是风痿，会四肢偏废无力，但神志清醒，就像没有病一样。脾脉特别大的，会猝然昏倒；脾脉微大的，是痞气，腹中有大脓血，且在肠胃之外。脾脉特别小的，是寒热病；脾脉微小的，是消瘅病。脾脉特别滑，是阴囊肿大的癀疝和小便不通的癃闭。脾脉微滑的，是肠中有蛔虫等寄生虫病，腹部热。脾脉特别涩的，是大肠脱出的肠癀病；脾脉微涩的，是肠腑溃烂腐败的内癀病，大便中带有许多脓血。

【原文】

肾脉急甚，为骨癫疾；微急，为沉厥，奔豚，足不收，不得前后。缓甚，为折脊；微缓，为洞，洞者，食不化，下嗌还出。大甚，为阴痿；微大，为石水，起脐已下至小腹，腄腄然^①，上至胃脘，死不治。小甚，为洞泄；微小，为消瘅。滑甚，为癃㿉；微滑，为骨痿，坐不能起，起则目无所见；涩甚，为大痈；微涩，为不月，沉痔。

【注释】

①腄腄（chuí）然：腹大胀满似要下坠的样子。

【译文】

肾脉特别急的，是病深入骨的骨癫疾；肾脉微急的，会下肢沉重厥冷，多为奔豚病，两足难以屈伸，大小便不通。肾脉特别缓，脊背痛，不可仰着；肾脉微缓的，是洞泄病，洞泄病的症状是食物还未消化便排出来。肾脉特别大的，是火盛水衰的阴痿病；肾脉微大的，是气停水积的石水病，肿胀起于脐下，肿势下至小腹，而使小腹胀满下坠，上至胃脘，预后不良。肾脉特别小的，是洞泄病；肾脉微小的，是消瘅病。肾脉特别滑的，是小便癃闭，或是阴囊肿大的癀疝；肾脉微滑的，是骨痿病，能坐而不能起，起则双目昏黑，视物不清。肾脉特别涩的，外发大痈；肾脉微涩的，是月经不调，或是日久不愈的痔疾。

【原文】

黄帝曰：病之六变，刺之奈何？

岐伯答曰：诸急者多寒，缓者多热，大者多气少血，小者血气皆少，滑者阳气盛、微有热，涩者多血少气、微有寒。是故刺急者，深内①而久留之；刺缓者，浅内而疾发针，以去其热；刺大者，微泻其气，无出其血；刺滑者，疾发针而浅内之，以泻其阳气而去其热；刺涩者，必中其脉，随其逆顺而久留之，必先按而循之，已发针，疾按其痏②，无令其血出，以和其脉；诸小者，阴阳形气俱不足，勿取以针，而调以甘药也。

【注释】

①内：同"纳"，纳入，进针。②痏（wěi）：针孔。

【译文】

黄帝问：对于疾病在变化过程中出现的六种脉象，应怎样针刺治疗呢？

岐伯回答说：凡是脉象急的病证，多是寒性的，脉象缓的，多是热性的，脉象大的，多是阳盛而气有余，阴衰而血不足，脉象小的，多是阳虚阴弱，气血皆少，脉象滑的，多是阳气盛实而微有热，脉象涩的，多是气滞，且阳气不足而微有寒。所以，用针刺治疗脉象急的病变时，要深刺，并长时间留针；用针刺治疗脉象缓的病变时，要浅刺，并迅速出针，而使热邪得以随针外泄；用针刺治疗脉象大的病变时，应微泻其气，不能出血；用针刺治疗脉象滑的病变时，应在进针后迅速出针，且进针也宜浅，以疏泄体表的阳气而宣散热邪；用针刺治疗脉象涩的病变时，必须刺中患者的经脉，随着经气的运行方向行针，还要长时间留针，在针刺之前要先按摩经脉，使脉气舒缓，出针后，要迅速按住针孔，不让它出血，以调和经脉中的气血；对于脉象小的病变，因其阴阳之气都不足，所以不宜针刺治疗，而应当使用缓和之药来调治。

【原文】

黄帝曰：余闻五脏六腑之气，荥输所入为合，令何道从入，入安连过？愿闻其故。

岐伯答曰：此阳脉之别入于内，属于腑者也。

黄帝曰：荥输与合，各有名乎？

岐伯答曰：荥输治外经，合治内腑。

【译文】

黄帝说：我听说五脏六腑的脉气，都从井穴出发，流注至荥、输等各穴，最终进入合穴。那么，这些脉气是从哪些经脉进入合穴的，在进入合穴时又和哪些脏腑、经脉相连呢？我希望知道其中的原理。

岐伯回答说：您所说的，是手足阳经由别络入于体内而后连属于六腑的情况。

黄帝问：荥穴、输穴与合穴，在治疗上都有特定的功效吗？

岐伯回答说：荥穴、输穴的脉气都浮显在较浅部位，所以用来治疗外经的病证；合穴的脉气深入于体内，所以用来治疗内腑的病变。

【原文】

黄帝曰：治内腑奈何？

岐伯曰：取之于合。

黄帝曰：合各有名乎？

岐伯答曰：胃合于三里，大肠合入于巨虚上廉，小肠合入于巨虚下廉，三焦合入于委阳，膀胱合入于委中央，胆合入于阳陵泉。

黄帝问：治疗内腑的疾病，该如何取穴呢？

岐伯说：应取合穴。

黄帝说：合穴各有自己的名称吗？

岐伯回答说：胃的合穴是足三里穴，大肠的合穴是上巨虚穴，小肠的合穴是下巨虚穴，三焦的合穴是委阳穴，膀胱的合穴是委中穴，胆的合穴是阳陵泉穴。

【原文】

黄帝曰：取之奈何？

岐伯答曰：取之三里者，低跗^①取之；巨虚者，举足取之；委阳者，屈伸而索之；委中者，屈而取之；阳陵泉者，正竖膝，予之齐，下至委阳之阳取之；取诸外经者，揄^②申而从之。

【注释】

①跗（fū）：脚背。②揄（yáo）：摇。

【译文】

黄帝说：对于这些合穴，该如何取穴呢？

岐伯回答说：取足三里穴，要使足背低平；取巨虚穴时，要抬起脚来；取委阳穴，要屈伸下肢以判断出腘窝横纹的位置；取委中穴，要屈膝；取阳陵泉穴，要正立竖起膝盖，使两膝齐平，然后再沿着膝盖外缘直下至委阳穴的外侧部（即腓骨小头前下方）取之；凡是取穴治疗外经上的病变，应用牵拉伸展四肢的方式取穴。

【原文】

黄帝曰：愿闻六腑之病。

岐伯答曰：面热者，足阳明病；鱼络血者，手阳明病；两跗之上脉竖陷者，足阳明病。此胃脉也。

【译文】

黄帝说：我希望知道六腑的病变情况。

岐伯回答说：颜面发热的，是足阳明发生了病变；手鱼际部位之络脉出现瘀血的，是手阳明发生了病变；在两足跗之上（冲阳穴处）的动脉出现坚实而下陷的，也是足阳明发生了病变。这是胃的经脉。

【原文】

大肠病者，肠中切痛而鸣濯濯①，冬日重感于寒即泄，当脐而痛，不能久立。与胃同候，取巨虚上廉。

【注释】

①濯濯（zhuó）：肠鸣的声音。

【译文】

大肠的病变，表现为肠中痛如刀割，有阵阵肠鸣的声音，如果在寒冷的冬天受了寒邪，就会立即引起泄泻，并在脐周发生疼痛，痛得难以久立。因大肠与胃密切相关，可取足阳明胃经的上巨虚穴来治疗。

【原文】

胃病者，腹䐜胀，胃脘当心而痛，上支两胁，膈咽不通，食饮不下，取之三里也。

【译文】

胃的病变，表现为腹部胀满，胃脘当心部位疼痛，且痛势由此而上，支撑两旁的胸胁，胸膈与咽喉间阻塞不通，使饮食难以下咽，应取用足阳明胃经的足三里穴来治疗。

【原文】

小肠病者，小腹痛，腰脊控睾而痛，时窘之后，当耳前热，若寒甚，若独肩上热甚，及手小指次指之间热，若脉陷者，此其候也。手太阳病也，取之巨虚下廉。

【译文】

小肠的病变，表现为少腹作痛，腰背部牵引睾丸发生疼痛，大便窘急，耳前发热，或耳前发冷，或唯独肩部发热，以及手小指与无名指之间发热，或是络脉虚陷不起，这些都是手太阳小肠经病变的症状。手太阳小肠的病变，应取用足阳明胃经的下巨虚穴来治疗。

【原文】

三焦病者，腹气满，小腹尤坚，不得小便，窘急，溢则水，留即为胀。候在足太阳之外大络，大络在太阳少阳之间，亦见于脉，取委阳。

【译文】

三焦的病变，表现为腹部胀满，小腹尤为满硬坚实，小便不通，但尿意窘急；水液泛溢于肌肤就会形成水肿，水液停留在腹部就会形成胀病。三焦的病变也会在足太阳膀胱经外侧的大络上有所反映，此大络在足太阳膀胱经与足少阳胆经之间，也会在其本经(手少阳三焦经)的经脉上反映出来。三焦有病，应取足太阳膀胱经的委阳穴来治疗。

【原文】

膀胱病者，小腹偏肿而痛，以手按之，即欲小便而不得，肩上热若脉陷，及足小指外廉及胫踝后皆热。若脉陷，取委中央。

【译文】

膀胱的病变，表现为小腹偏肿且疼痛，若用手按揉痛处，就会立即产生尿意，但又尿不出来，肩部发热，或是肩背部的经脉所在处陷下不起，以及足小趾的外侧、胫骨与足踝后都发热。如果络脉虚陷不起，应取足太阳膀胱经的委中穴来治疗。

【原文】

胆病者，善太息，口苦，呕宿汁，心下澹澹恐人将捕之，嗌中吤吤然，数唾。在足少阳之本末，亦视其脉之陷下者灸之，其寒热者取阳陵泉。

【译文】

胆腑的病变，表现为经常叹气，口中发苦，呕出苦水，胆战心惊就好像害怕有人要逮捕他一样，咽部如有物梗阻，频频咳嗽、吐唾沫。在足少阳经起点至终点的循行通路上，也可以找到因血气不足而致的经脉陷下之处，可对其施行灸法来治疗；如果有寒热现象的，应取用足少阳胆经的阳陵泉穴来治疗。

【原文】

黄帝曰：刺之有道乎？

岐伯答曰：刺此者，必中气穴，无中肉节。中气穴则针游于巷，中肉节即皮肤痛。补泻反则病益笃，中筋则筋缓，邪气不出，与其真相搏，乱而不去，反还内著。用针不审，以顺为逆也。

【译文】

黄帝问：针刺这些穴位，有什么原则吗？

岐伯回答说：针刺这些穴位时，一定要刺中气穴，千万不要刺到皮肉之间、骨节相连的地方。如果刺中了气穴，就会感觉到针尖好像游行于空巷之中，经脉通达；如果误刺在皮肉骨节相连之处，就会感觉到针体进出涩滞，患者也会感觉皮肤疼痛。如果补泻手法用反了，就会加重病情；如果误刺了筋，就会使筋脉受损，弛缓不收，病邪之气也无法排出体外；在体内与真气相互斗争，就会使气机逆乱而邪气无法祛除，甚至返回到体内，引发更重的疾病。这些都是用针不审慎，扰乱气的顺逆的恶果。

卷之二

寿夭刚柔第六 法律

【题解】

寿夭，长寿与早夭。刚柔，刚硬和柔软。本篇的重点是讨论人的体质有刚柔的区别，包括形体的缓急、正气的盛衰、皮肤的厚薄、骨骼的大小、肌肉的坚脆、脉气的坚大弱小等，并以此作为辨别生死、寿夭的方法。

【原文】

黄帝问于少师曰：余闻人之生也，有刚有柔，有弱有强，有短有长，有阴有阳，愿闻其方。

少师答曰：阴中有阴，阳中有阳，审知阴阳，刺之有方，得病所始，刺之有理，谨度①病端，与时相应。内合于五脏六腑，外合于筋骨皮肤，是故内有阴阳，外亦有阴阳。在内者，五脏为阴，六腑为阳；在外者，筋骨为阴，皮肤为阳。故曰病在阴之阴者，刺阴之荥输；病在阳之阳者，刺阳之合；病在阳之阴者，刺阴之经；病在阴之阳者，刺络脉。故曰病在阳者命曰风，病在阴者命曰痹，阴阳俱病命曰风痹。病有形而不痛者，阳之类也；无形而痛者，阴之类也。无形而痛者，其阳完而阴伤之也，急治其阴，无攻其阳；有形而不痛者，其阴完而阳伤之也，急治其阳，无攻其阴。阴阳俱动，乍有形，乍无形，加以烦心，命曰阴胜其阳，此谓不表不里，其形不久。

【注释】

①度（duó）：揣度，衡量。

【译文】

黄帝问少师说：我听说人的禀赋天生不同，有刚柔、强弱、短长、阴阳之分，希望听你说说其中的道理。

少师回答说：人体是阴中有阴，阳中有阳，只有了解阴阳的规律，才能准确地掌握针刺之法，了解疾病起始时的情况，才能在针刺时运用适当的手法，同时还要认真地揣度发病的经过与四季变化的相应关系。人体的阴阳，在内合于五脏六腑，在外合于筋骨皮肤，所以人体内有阴阳，人体外也有阴阳。人体内的阴阳，以五脏为阴，六腑为阳；人体外的阴阳，以筋骨为阴，皮肤为阳。因此，病变在阴中之阴的，应针刺阴经的荥输；病变在阳中之阳的，应针刺阳经的合穴；病变在阳中之阴的，应针刺阴经的经穴；病变在阴中之阳的，应针刺阳经的络穴。所以，病变在阳经的叫作风，病变在阴经的叫作痹，阴阳两经都有病变的叫作风痹。病有形态变化但不感觉疼痛的，是阳经一类的疾病；病无形态变化但感觉疼痛的，是阴经一类的疾病。病变没有形态变化而感觉疼痛的，是阳经无病，只有阴经有病，应赶快在阴经取穴治疗，而不要攻治阳经。病变有形态变化但不感觉疼痛的，是阴经无病，只有阳经有病，应赶快在阳经取穴治疗，而不要攻治阴经。若是阴阳表里都有了病变，忽然有形体变化，忽然又没有形体变化，并且感觉心中烦躁，这叫作阴病重于阳，就是所谓的不表不里，预后不良。

【原文】

黄帝问于伯高曰：余闻形气，病之先后、外内之应，奈何？

伯高答曰：风寒伤形，忧恐忿怒伤气。气伤脏，乃病脏。寒伤形，乃应形。风伤筋脉，筋脉乃应。此形气外内之相应也。

【译文】

黄帝问伯高说：我听说形气与发病有先后内外的相应关

系，是怎样的原理呢？

伯高回答说：风寒从外侵袭人体，先损伤形体，忧恐愤怒从内发生，先损伤内气。内气损伤就会伤害五脏，使五脏发病。寒邪侵袭人体，就会使肌肉皮肤发病。风邪损伤筋脉，就会使筋脉发病。这就是人形体、内气与疾病外内相应的关系。

【原文】

黄帝曰：刺之奈何？

伯高答曰：病九日者，三刺而已；病一月者，十刺而已。多少远近，以此衰之。久痹不去身者，视其血络，尽出其血。

黄帝曰：外内之病，难易之治，奈何？

伯高答曰：形先病而未入脏者，刺之半其日；脏先病而形乃应者，刺之倍其日。此外内难易之应也。

【译文】

黄帝问：怎样使用针刺治疗呢？

伯高回答说：发病九天的，针刺三次可以治愈；发病一个月的，针刺十次可以治愈。病程时日的多少远近，都可以根据三日针刺一次的原则来计算治疗次数。对于经久不愈的痹病，应根据其血络变化，在有瘀血的地方用刺络放血的方法来驱除恶血。

黄帝问：人体在内或在外的疾病，针刺的难易不同，具体情况是怎样的呢？

伯高回答说：形体先有病变但尚未传入内脏的，针刺的次数可以在一般的标准上减去一半；内脏先有病变而在形体也有体现的，针刺的次数就要在一般的标准上加一倍。这就是疾病的内外与针刺难易的对应关系。

【原文】

黄帝问于伯高曰：余闻形有缓急，气有盛衰，骨有大小，肉有坚脆，皮有厚薄，其以立寿天，奈何？

伯高答曰：形与气相任则寿，不相任则夭；皮与肉相裹则寿，不相裹则夭；血气经络胜形则寿，不胜形则夭。

【译文】

黄帝问伯高说：我听说人的形态有缓有急，正气有盛有衰，骨骼有大有小，肌肉有坚有脆，皮肤有厚有薄，怎样利用这些来确定人的寿夭呢？

伯高回答说：人的形体与正气相称的多会长寿，不相称的多会夭亡；人的皮肤与肌肉结合紧密的多会长寿，结合不紧密的多会夭亡；人的血气经络充盛胜过形体的多会长寿，血气经络不能胜过形体的多会夭亡。

【原文】

黄帝曰：何谓形之缓急？

伯高答曰：形充而皮肤缓者则寿，形充而皮肤急者则夭。形充而脉坚大者顺也，形充而脉小以弱者气衰，衰则危矣。若形充而颧不起者骨小，骨小则夭矣。形充而大肉䐃①坚而有分者肉坚，肉坚则寿矣；形充而大肉无分理不坚者肉脆，肉脆则夭矣。此天之生命，所以立形定气而视寿夭者。必明乎此立形定气，而后以临病人，决死生。

【注释】

①䐃（jùn）：肌肉突起的地方。

【译文】

黄帝问：什么是形体的缓急呢？

伯高回答说：形体充实而皮肤舒缓的人大多长寿，形体充实而皮肤坚紧的人多会夭亡。形体充实而脉气坚大的是顺，形体充实而脉气弱小的是气衰，气衰意味着危险。如果形体充实而颧骨不突起的人，骨骼必小，骨骼小就容易夭亡。形体充实而臂腿臀部肌肉突起坚实而有肤纹的人，称为肉坚，肉坚就会长寿；形体充实而臂腿臀部肌肉没有肤纹的人，称为肉脆，肉脆的人就会夭亡。这是人天生的禀赋，可以根据形体的刚柔、正气的强弱来判断寿命的长短。医生必须了解形体的刚柔与正气的强弱，然后才可临床治病，判断生死。

【原文】

黄帝曰：余闻寿夭，无以度之。

伯高答曰：墙基卑，高不及其地者，不满三十而死；其有因加疾者，不及二十而死也。

黄帝曰：形气之相胜，以立寿夭奈何？

伯高答曰：平人而气胜形者寿；病而形肉脱，气胜形者死，形胜气者危矣。

【译文】

黄帝说：我听说人的寿命有长短之分，但我还是无法测度。

伯高回答说：凡是面部肌肉陷下，四周的骨骼显露的人，不满三十岁就会夭亡；再加上疾病的影响，不满二十岁就会夭亡了。

黄帝问：怎样根据形体与正气的相胜，来辨别一个人长寿还是短命？

伯高回答说：健康的人如果正气胜过形体，就会长寿；生病的人如果形体肌肉已消瘦脱陷，即使正气能胜过形体，也是会死的。倘若形体能胜过正气，也同样很危险。

【原文】

黄帝曰：余闻刺有三变，何谓三变？

伯高答曰：有刺营者，有刺卫者，有刺寒痹之留经者。

黄帝曰：刺三变者，奈何？

伯高答曰：刺营者，出血；刺卫者，出气；刺寒痹者，内热①。

黄帝曰：营卫寒痹之为病，奈何？

伯高答曰：营之生病也，寒热少气，血上下行。卫之生病也，气痛时来时去，怫忾贲响②，风寒客于肠胃之中。寒痹之为病也，留而不去，时痛而皮不仁。

黄帝曰：刺寒痹内热^①，奈何？

伯高答曰：刺布衣者，以火焠^③之。刺大人者，以药熨之。

【注释】

①内热：指纳热于内，驱散寒邪。内，通"纳"。②怫忾贲 (fú kài bēn)
响：指腹部郁满不舒，奔动作响。③焠 (cuì)：烧，指烧针法。

【译文】

黄帝说：我听说针刺有三种变化，什么是针刺的三种
变化？

伯高回答说：有刺营分、刺卫分、刺寒痹留于经络这三种
变化。

黄帝问：怎样区别这三种变化呢？

伯高回答说：刺营分，是出恶血；刺卫分，是疏泄邪气；刺
寒痹，是使热气内入。

黄帝问：营、卫、寒痹的症状，是怎样的呢？

伯高回答说：营分发病的症状，是寒热往来，气短不畅，血
上下妄行。卫分发病的症状，是时不时感觉胀痛，并且胸腹部胀
满或窜动作响，这是风邪侵入肠胃所致。寒痹发病的症状，是
寒邪滞留在经络之间，长久不去，时常感觉肌肉疼痛，或皮肤
麻木不仁。

黄帝问：刺寒痹而让体内有热感，怎样才能做到呢？

伯高回答说：对普通百姓，可用烧红的火针来针刺治疗。对
王公大臣，大多用药物熨贴。

【原文】

黄帝曰：药熨奈何？

伯高答曰：用淳酒二十斤，蜀椒一斤，干姜一斤，桂心
一斤，凡四种，皆㕮咀^①，渍酒中。用绵絮一斤，细白布四
丈，并内酒中。置酒马矢煴^②中，盖封涂，勿使泄。五日五

灵枢经

夜，出布绵絮，曝干之，干复渍，以尽其汁。每渍必晬③其日，乃出干。干，并用滓与绵絮，复布④为复巾⑤，长六七尺，为六七巾。则用之生桑炭炙巾，以熨寒痹所刺之处，令热入至于病所，寒复炙巾以熨之，三十遍而止。汗出以巾拭身，亦三十遍而止。起步内中，无见风。每刺必熨，如此病已矣。此所谓内热也。

【注释】

①㕮（fǔ）咀：㕮咀就是嚼的意思，古人把将药咬成粗块的过程叫作㕮咀。②马矢煴（yūn）：指用燃烧的干马粪去煨，取其火微。③晬（zuì）：婴儿满百日或满周岁。④复布：双层布。⑤复巾：用双层布制成的夹袋。

【译文】

黄帝问：药熨的方法是怎样的？

伯高回答说：药熨的方法，是取醇酒二十斤，蜀椒一斤，干姜一斤，桂心一斤，把这四种药材都用刀剉碎，然后放入酒中浸泡。再取丝绵一斤，细白布四丈，一起放入酒中浸泡。把装有酒的酒器，放在燃烧的干马粪上煨煮，把酒器用泥土密封，不让其泄气。煨五天五夜后，把酒中的白布和丝绵取出晒干，晒干后再放入酒中浸泡，直到把酒吸尽为止。每次浸泡都要一天一夜，再取出晒干。等到酒汁被吸尽，就把药渣和丝绵一起取出，将双层的布对折做成夹袋，每个夹袋长六七尺，共做六七个夹袋，装入药渣和丝绵。使用的时候，先用生桑炭火把夹袋烤热，再把夹袋熨敷在寒痹针刺的部位，使热气渗入内在的病灶；夹袋凉了就再放到生桑炭火上烤热，烤热后再熨敷，熨敷三十次为止。熨敷时出汗就用夹袋来擦拭身体，也是擦三十次才能停止。可让患者在室内活动，但不要受风。每次针刺都必须配合药熨治疗，这样寒痹才能痊愈。这就是所谓的用药熨使热气进入体内的方法。

本神第八　法风

本神，意指探究人的精神活动的本质。本篇的重点是论述人之精、神、魂、魄、心、意、志、思、智、虑等精神活动的产生和变化的过程，以及它们与五脏的关系，并具体指出因七情耗伤而使精神活动发生变动所形成的不同的病理征象。

【原文】

黄帝问于岐伯曰：凡刺之法，先必本于神。血、脉、营、气、精、神，此五脏之所藏也。至其淫泆①离脏则精失，魂魄飞扬，志意恍乱，智虑去身者，何因而然乎？天之罪与？人之过乎？何谓德、气、生、精、神、魂、魄、心、意、志、思、智、虑？请问其故。

岐伯答曰：天之在我者，德也；地之在我者，气也。德流气薄而生者也。故生之来谓之精，两精相搏谓之神，随神往来者谓之魂，并精而出入者谓之魄，所以任物者谓之心，心之所忆谓之意，意之所存谓之志，因志而存变谓之思，因思而远慕谓之虑，因虑而处物谓之智。

【注释】

①泆（yì）：放纵。

【译文】

黄帝问岐伯说：所有针刺的方法，必须先研究患者的精神状态。血、脉、营、气、精、神，都是由五脏所藏的用以维持生命活动的物质。过度放纵七情就会使得它们从五脏离散，使得精气散失，魂魄飞荡飘扬，意志恍惚迷乱，丧失智慧和思考的能力，这是什么原因呢？是上天的惩罚，还是人为的过失呢？什么叫作德、气、生、精、神、魂、魄、心、意、志、思、智、虑呢？请讲讲其中的道理。

岐伯回答说：天赋予我们的是德，地赋予我们的是气。天德下流，地气上交，使得阴阳之气上下交感，才使万物化生而成形，我们就能生存。所以，基于阴阳两气相交而产生的生命的原始物质，叫作精；阴阳两精相互结合而形成的生命活动，叫作神；因神的往来存在的知觉机能，叫作魂；依傍着精气的出入流动而产生的运动功能，叫作魄；能够使人主动地去认识客观事物的主观意识，叫作心；心里有所记忆并进一步形成印象的过程，叫作意；意念已经存留并形成认识的，叫作志；根据认识而反复研究事物变化的，叫作思；因思考而有远的推想的，叫作虑；因深谋远虑而能做出巧妙应对的，叫作智。

【原文】

故智者之养生也，必顺四时而适寒暑，和喜怒而安居处，节阴阳而调刚柔，如是则僻邪不至，长生久视。

【译文】

所以智者养生，必定是顺应四季的时令以适应气候的寒暑变化，不喜不怒而安定起居，节制房事而调和刚柔，这样就使得病邪无从侵袭人体，自然能够延年益寿。

【原文】

是故怵惕思虑者则伤神，神伤则恐惧，流淫而不止。因悲哀动中者，竭绝而失生。喜乐者，神惮散而不藏。愁忧者，气闭塞而不行。盛怒者，迷惑而不治。恐惧者，神荡惮而不收。

【译文】

所以，过度恐惧思虑，会损伤心神，心神受损就会恐惧，使阴精流失而不能固摄。过度悲哀，会使气机竭绝而丧失生机。过度喜乐，会使气散而不能收藏。过度忧愁，会使气闭塞而不能流通。过度恼怒，会使神志昏迷，失去常态。过度恐惧，会使精神动荡而精气不能收敛。

【原文】

心，怵惕思虑则伤神，神伤则恐惧自失，破䐃脱肉，毛悴色夭，死于冬。

【译文】

心藏神，如果过度恐惧思虑，就会损伤心神，心神受损就会控制不住恐惧，时间久了就会使得肌肉脱消，毛发憔悴，面色异常，死于冬季。

【原文】

脾，愁忧不解则伤意，意伤则悗[①]乱，四肢不举，毛悴色夭，死于春。

【注释】

①悗（mán）：烦闷。

【译文】

脾藏意，如果过度忧愁而得不到解除，就会损伤意，意受损就会苦闷烦乱，四肢乏力，行动不便，毛发憔悴，面色异常，死于春季。

【原文】

肝，悲哀动中则伤魂，魂伤则狂忘不精，不精则不正，当人阴缩而挛筋，两胁骨不举，毛悴色夭，死于秋。

【译文】

肝藏魂，如果过度悲伤哀痛，就会影响到内脏，内脏受损就会损伤魂，魂受损就会出现精神紊乱，致使肝脏失去藏血功能，使得阴器收缩，筋脉拘挛，两胁不能舒张，毛发憔悴，面色异常，死于秋季。

【原文】

肺，喜乐无极则伤魄，魄伤则狂，狂者意不存人，皮革焦，毛悴色夭，死于夏。

【译文】

肺藏魄，如果过度喜乐，就会损伤魄，魄受损就会神乱发狂，对意识活动失去观察能力，皮肤枯焦，毛发憔悴，面色异常，死于夏季。

【原文】

肾，盛怒而不止则伤志，志伤则喜忘其前言，腰脊不可以俯仰屈伸，毛悴色夭，死于季夏。

【译文】

肾藏志，如果大怒不止，就会损伤志，志受损就会经常忘掉自己从前说过的话，腰脊不能俯仰屈伸，毛发憔悴，面色异常，死于季夏(夏末之月的六月)。

【原文】

恐惧而不解则伤精，精伤则骨痠痿厥，精时自下。是故五脏主藏精者也，不可伤，伤则失守而阴虚，阴虚则无气，无气则死矣。是故用针者，察观病人之态，以知精神魂魄之存亡，得失之意，五者以伤，针不可以治之也。

【译文】

过度恐惧而消解不了，就会损伤精，精受损就会发生骨节酸痛和痿厥，常有遗精现象。所以五脏是主藏精气的，不可受损，一旦受损就会使精气失守而导致阴虚，一旦阴虚，气就不能化生，气不能化生人就要死。所以使用针刺的人，必须要观察病人的形态，从而了解他的精、神、魂、魄等精神活动的旺衰，如果五脏的精气受损，就不能用针刺治疗了。

【原文】

肝藏血，血舍魂。肝气虚则恐，实则怒。脾藏营，营舍意。脾气虚则四肢不用，五脏不安，实则腹胀，经溲不利。心藏脉，脉舍神。心气虚则悲，实则笑不休。肺藏气，气舍魄。肺气虚，则鼻塞不利，少气；实则喘喝，胸盈仰息。肾藏精，精舍志，肾气虚则厥，实则胀，五脏不安。必审五脏之病形，以知其气之虚实，谨而调之也。

【译文】

肝贮藏血液，魂则依附于血液。肝气虚就容易恐惧，肝气盛就容易发怒。脾贮藏营气，意则依附于营气。脾气虚就会使四肢活动不灵，五脏也不安和，脾气实就会发生腹胀、月经不调及大小便不利。心贮藏脉气，神则依附于脉。心气虚就会感觉悲伤，心气太盛就会狂笑不止。肺贮藏气，魄则依附于气。肺气虚就会出现鼻塞、呼吸不利、气短等症状，肺气实就会出现大喘、胸满甚至仰面而喘等症状。肾贮藏精，人的意志是依附于精气的。肾气虚就会四肢发冷，肾气太盛就会出现胀满、五脏不安等症状。因此，如果五脏患病，一定要审察五脏的疾病证状，以了解元气的虚实，从而谨慎地加以调治。

灵枢经

卷之三

经脉第十

【题解】

本篇的重点是详细阐述十二经脉在人体的起止点和循行情况，以及十二络脉的名称、循行路径及其虚实病候的表现。本篇着重指出经脉具有决生死、处百病、调虚实的重要作用。

【原文】

雷公问于黄帝曰：《禁服》之言，凡刺之理，经脉为始。营其所行，制其度量。内次五脏，外别六腑。愿尽闻其道。

黄帝曰：人始生，先成精，精成而脑髓生；骨为干，脉为营，筋为刚，肉为墙；皮肤坚而毛发长。谷入于胃，脉道以通，血气乃行。

雷公曰：愿卒闻经脉之始生。

黄帝曰：经脉者，所以能决死生，处百病，调虚实，不可不通。

【译文】

雷公问黄帝说：《禁服》篇曾说过，要掌握针刺治病的原理，要从了解经脉开始。了解经脉循行的部位和起止所在，知道经脉的长短、大小，明了它在内怎样与五脏相属，在外怎样与六腑相通。我希望听你详细说说其中的道理。

黄帝说：人最初生成的时候，首先是由父母的阴阳之气会合生成精，精发育后再生成脑髓，此后再形成人体；人体以骨骼

灵枢经

为支柱，以经脉作为运营气血的地方，以坚劲的筋来约束骨骼，以厚实的肌肉作为保护内在脏腑和筋骨血脉的墙壁；等到皮肤变得坚韧，毛发就会生长出来，人的形体就此长成。人出生以后，五谷入胃，化生精微而营养全身，全身的脉道内外贯通，血气就开始在脉道中运行不息，生命也维持不息。

雷公说：我希望能够全面了解经脉最初形成的情况。

黄帝说：经脉的作用是决断死生、处理百病、调和虚实，所以医生不能不通晓经脉的道理。

【原文】

肺手太阴之脉，起于中焦，下络大肠，还循胃口，上膈属肺。从肺系横出腋下，下循臑①内，行少阴心主之前，下肘中，循臂内，上骨下廉，入寸口，上鱼，循鱼际，出大指之端；其支者，从腕后直出次指内廉，出其端。

【注释】

①臑（nào）：中医指自肩至肘前侧靠近腋部的隆起的肌肉。

【译文】

肺手太阴的经脉，从中焦腹部起始，下绕大肠，又返回循着胃的上口，上贯膈膜，入属于肺。再从气管横走而出于腋下，沿着上臂内侧下行，行于手少阴和手厥阴之前，下达肘中，顺着手臂内侧和掌后高骨的下缘，入寸口，循着鱼际，出拇指尖端；它的支脉，从手腕后端直出食指尖端内侧，与手阳明大肠经相衔接。

【原文】

是动则病肺胀满，膨膨而喘咳，缺盆中痛，甚则交两手而瞀①，此为臂厥。是主肺所生病者，咳，上气喘渴，烦心胸满，臑臂内前廉痛厥，掌中热。气盛有余，则肩背痛，风寒，汗出中风，小便数而欠。气虚，则肩背痛寒，少气不足以息，溺色变。为此诸病，盛则泻之，虚则补之，热则疾之，寒则留之，陷下则灸之，不盛不虚，以经取之。盛者，寸口大三倍于人迎；虚者，则寸口反小于人迎也。

【注释】

①瞀（mào）：目眩眼花，视物不清。

【译文】

外邪侵犯手太阴肺经，就会使得肺部膨膨胀满，气喘咳嗽，缺盆部位疼痛，病情严重时患者会交叉双手按着胸部，视物不清，这就是臂厥。如果本经所主的肺脏发生病变，可能出现咳嗽、呼吸急迫、感觉口渴、心烦胸闷、手臂内侧前缘疼痛厥冷，或掌心发热。如果本经气盛有余，就会出现肩背疼痛、感冒风寒、汗出中风、小便频繁但尿量少。如果本经气虚不足，就会出现肩背疼痛发凉、呼吸急促、小便变色。治疗这些病证，气盛就用泻法，气虚就用补法，属热的就用疾刺法，属寒的就用留针法，脉虚下陷的就用灸法，不盛不虚的病证就从本经取治。如果本经气盛，寸口脉就会比人迎脉大三倍；如果本经气虚，寸口脉反而会小于人迎脉。

【原文】

大肠手阳明之脉，起于大指次指之端，循指上廉，出合谷两骨之间，上入两筋之中，循臂上廉，入肘外廉，上臑外前廉，上肩，出髃骨①之前廉，上出于柱骨之会上，下入缺盆络肺，下膈属大肠；其支者，从缺盆上颈贯颊，入下齿中，还出挟口，交人中，左之右，右之左，上挟鼻孔。

【注释】

①髃（yú）骨：人体锁骨外侧端与肩胛骨肩峰形成的关节，即肩髃穴所在的地方。

【译文】

大肠手阳明的经脉，从食指尖端起始，沿着食指上侧，出于合谷穴拇指、食指歧骨之间，上入手腕上两筋中间的凹陷处，沿着前臂上方，入肘外侧，再沿上臂外侧前缘，上肩，出肩端的前缘，上出于肩胛上，与诸阳经相会于大椎穴的位置，再向下入缺盆络肺，下贯膈膜，会属于大肠；它的支脉，从缺盆上走颈部，贯通颊部，下入齿缝中，再回转绕至上唇，左右两脉交会于人中，左脉向右，右脉向左，上行挟于鼻孔两侧，与足阳明胃经相衔接。

【原文】

是动则病齿痛颈肿。是主津液所生病者，目黄，口干，鼽衄，喉痹，肩前臑痛，大指次指痛不用。气有余，则当脉所过者热肿；虚，则寒栗不复。为此诸病，盛则泻之，虚则补之，热则疾之，寒则留之，陷下则灸之，不盛不虚，以经取之。盛者，人迎大三倍于寸口；虚者，人迎反小于寸口也。

【译文】

外邪侵犯手阳明大肠经，就会导致牙齿疼痛、颈部肿大等病。本腑所主的津液发生病变，就会出现眼睛发黄、口干舌燥，流清鼻涕或鼻血，喉头肿痛以致气闭，肩前与上臂疼痛，食指疼痛而无法活动。如果本经经气有余，就会出现经脉所过之处发热肿胀的症状。如果本经经气不足，就会出现发冷颤抖，体温难以回升等症状。对治这些病证，经气充盛的就要用泻法，经气不足的就要用补法，属于热的就要用速针法，属于寒的就要用留针法，脉道虚陷不起的就要用灸法；经气不充盛也不虚弱的，就要用本经来调治。如果本经经气充盛，人迎脉要比寸口脉大三倍；如果本经经气虚弱，人迎脉反而会比寸口脉小。

【原文】

胃足阳明之脉，起于鼻之交頞^①中，旁纳太阳之脉，下循鼻外，入上齿中，还出挟口，环唇，下交承浆，却循颐后下廉，出大迎，循颊车，上耳前，过客主人，循发际，至额颅；其支者，从大迎前下人迎，循喉咙，入缺盆，下膈，属胃，络脾；其直者，从缺盆下乳内廉，下挟脐，入气街中；其支者，起于胃口，下循腹里，下至气街^②中而合，以下髀关，抵伏兔，下膝膑中，下循胫外廉，下足跗，入中指内间；其支者，下廉三寸而别，下入中指外间；其支者，别跗上，入大指间，出其端。

【注释】

①頄（è）：鼻梁。②气街：又称气冲，在小腹下方，毛际两旁。

【译文】

胃足阳明经的经脉，从鼻孔两旁的迎香穴起始，旁入足太阳经的经脉，向下沿着鼻外侧，入上齿缝中，再环绕口唇，下交于承浆穴处，再退回沿腮下后方，出大迎穴，沿颊车穴，上至耳前，通过客主人穴，沿发际，到达额颅部位；它的支脉，从大迎穴的前面，向下行至人迎穴，沿喉咙进入缺盆，下贯膈膜，入属于胃腑，与脾脏相联系；它直行的经脉，从缺盆下行至乳房的内侧，再向下挟脐，进入毛际两旁的气街中；它的另一条脉，从胃的下口起始，下循腹里，到气街前与它直行的经脉相合，再由此下行沿髀关穴，过伏兔，下至膝盖，再沿着胫骨前外侧，下至足背，进入足中趾内侧；它的另一条支脉，从膝下三寸处别行，下至足中趾的外侧；它的另一条支脉，从足背进入足大趾，直出足大趾尖端，与足太阴脾经相衔接。

【原文】

是动则病洒洒①振寒，善伸，数欠，颜黑，病至则恶人与火，闻木声则惕然而惊，心欲动，独闭户塞牖而处，甚则欲上高而歌，弃衣而走，贲响腹胀，是为骭厥②。是主血所生病者，狂疟，温淫汗出，鼽衄，口㖞，唇胗，颈肿，喉痹，大腹水肿，膝膑肿痛，循膺、乳、气街、股、伏兔、骭外廉、足跗上皆痛，中指不用。气盛，则身以前皆热，其有余于胃，则消谷善饥，溺色黄。气不足，则身以前皆寒栗，胃中寒则胀满。为此诸病，盛则泻之，虚则补之，热则疾之，寒则留之，陷下则灸之，不盛不虚，以经取之。盛者，人迎大三倍于寸口；虚者，人迎反小于寸口也。

【注释】

①洒洒 (xiǎn xiǎn)：寒冷的样子。②骭 (gàn) 厥：足阳明经经气逆乱所致的病证，症状是贲响腹胀，又称"阳明厥证"。

【译文】

外邪侵犯足阳明胃经，就会导致全身发冷战栗，频频伸腰打哈欠，额部黯黑等症状，发病时害怕见人和火光，听到木器撞击的声响就会受惊，心跳不安，喜欢关闭门窗而独处室内，病情严重时还会爬到高处唱歌，脱了衣服乱跑，以及腹胀肠鸣的症状，这就叫骭厥。本经主治血所发生的疾病，如高热导致的发狂抽搐，温热之邪淫胜所致的大汗出，鼻塞流涕或鼻出血，口角歪斜，口唇生疮，颈部肿大，咽喉闭塞，腹部因水停而肿胀，膝盖处肿痛，沿着胸膺、乳部、气街、大腿、伏兔、足胫外缘、足背等处均感觉疼痛，足中趾不能屈伸等。如果本经经气有余，就会出现胸腹部发热的症状；胃部有热且盛，就会导致谷食易消而时常感觉饥饿，小便也会发黄。如果本经经气不足，就会出现胸腹部发冷而战栗；若胃中阳虚有寒，就会导致腹部胀满的症状。治疗这些病证，经气亢盛的就要用泻法，经气不足的就要用补法；属于热的就要用速针法，属于寒的就要用留针法；脉道虚陷不起的就要用灸法；既不经气亢盛也不虚弱的，就要用本经来调治。如果本经经气亢盛，人迎脉要比寸口脉大三倍；如果本经经气虚弱，人迎脉反而会比寸口脉小。

【原文】

脾足太阴之脉，起于大指之端，循指内侧白肉际，过核骨后，上内踝前廉，上踹①内，循胫骨后，交出厥阴之前，上膝股内前廉，入腹，属脾，络胃，上膈，挟咽，连舌本，散舌下；其支者，复从胃，别上膈，注心中。

【注释】

①踹 (chuài)：小腿肚。

【译文】

脾足太阴经的经脉，从足大趾的尖端起始，沿着足大趾内侧的白肉处，经过大趾后的核骨，上行至内踝的前方，再上行于小腿肚的内侧，沿胫骨后方，与厥阴肝经交叉出于其前，上行膝股内侧的前缘，直达腹内，入属脾脏，连络胃腑，上过膈膜，挟行咽喉，连于舌根，散布于舌下；它的支脉，又从胃腑分别而行，别出于上走膈，注入心中，与手少阴心经相衔接。

【原文】

是动则病舌本强，食则呕，胃脘痛，腹胀善噫，得后与气^①，则快然如衰，身体皆重。是主脾所生病者，舌本痛，体不能动摇，食不下，烦心，心下急痛，溏、瘕泄、水闭、黄疸，不能卧，强立，股膝内肿、厥，足大指不用。为此诸病，盛则泻之，虚则补之，热则疾之，寒则留之，陷下则灸之，不盛不虚，以经取之。盛者，寸口大三倍于人迎；虚者，寸口反小于人迎也。

【注释】

①后与气：后，大便的避讳语。气，矢气，放屁的避讳语。

【译文】

外邪侵犯足太阴脾经，就会导致舌根发硬，食即呕吐，胃脘疼痛，腹内发胀，常常嗳气，大便或放屁后会感觉轻快，就像病去一样，但全身沉重。本经所主的脾脏发生病变，就会出现舌根疼痛，身体不能活动，吃不下饭，心烦不安，心下牵引疼痛，大便稀溏或下痢，或小便不通，黄疸，不能安睡，站立也很勉强，股膝部内侧肿痛厥冷，足大趾不能活动。对治这些病证，经气亢盛的就用泻法，经气不足的就用补法，热证就用速刺法，寒证就用留针法，脉虚下陷的就用灸法，不实不虚的就从本经取治。如果本经经气亢盛，寸口脉就会比人迎脉大三倍；如果本经经气不足，寸口脉反而会比人迎脉小。

【原文】

　　心手少阴之脉，起于心中，出属心系，下膈，络小肠；其支者，从心系上挟咽，系目系；其直者，复从心系却上肺，下出腋下，下循臑内后廉，行手太阴心主之后，下肘内，循臂内后廉，抵掌后锐骨①之端，入掌内后廉，循小指之内出其端。

【注释】

　　①锐骨：指掌后小指侧隆起的骨头。

【译文】

　　手少阴心经的经脉，从心脏中起始，出属于心的脉络，下贯隔膜，联络小肠；它的支脉，从心系的脉络上行，挟于咽喉，联系到眼球内连于脑的脉络；它的另一条直行的经脉，又从心系的脉络上行于肺部，向下横出腋下，沿上臂内侧的后缘，行至手太阴肺经和手厥阴心包络经的后面，下行肘内，再沿着前臂内侧的后缘，到达掌后小指侧高骨的尖端，进入掌内后侧，沿着小指的内侧至指端。

【原文】

　　是动则病嗌干①心痛，渴而欲饮，是为臂厥②。是主心所生病者，目黄胁痛，臑臂内后廉痛厥，掌中热痛。为此诸病，盛则泻之，虚则补之，热则疾之，寒则留之，陷下则灸之，不盛不虚，以经取之。盛者，寸口大再倍于人迎；虚者，寸口反小于人迎也。

【注释】

　　①嗌（yì）干：指食道上口之咽喉部有干燥的感觉。嗌，食道的上口。
②臂厥：指因手臂的经脉之气厥逆上行而导致的病证。

【译文】

　　外邪侵犯手少阴心经，就会导致喉咙发干，心痛，口渴想喝水，这就叫作臂厥。本经所主心脏发生病变，就会出现眼睛发黄，两胁疼痛，上臂和下臂内侧后缘疼痛厥冷，掌心热痛的症状。对治这些病证，经气亢盛的就用泻法，经气不足的就用补法，热证就用速刺法，寒证就用留针法，脉虚下陷的就用灸法，脉不实不虚的，就从本经取治。如果本经经气亢盛，寸口脉就会比人迎脉大两倍；如果本经经气不足，寸口脉反而会比人迎脉小。

【原文】

小肠手太阳之脉，起于小指之端，循手外侧上腕，出踝①中，直上循臂骨下廉，出肘内侧两筋之间，上循臑外后廉，出肩解②，绕肩胛，交肩上，入缺盆，络心，循咽下膈，抵胃，属小肠；其支者，从缺盆循颈上颊，至目锐眦③，却入耳中；其支者，别颊上䐼④抵鼻，至目内眦，斜络于颧。

【注释】

①踝：指手腕后小指侧部隆起的骨头。②肩解：指肩关节后面的骨缝。③目锐眦（zì）：外眼角。眦，眼角。④䐼（zhuō）：眼眶下方，包括颧骨内连及上牙床的部位。

【译文】

手太阳小肠经的经脉，从手小指的尖端起始，沿着手的外侧，向上进入手腕部，出手腕后方小指侧的高骨，直上沿前臂骨下缘，出肘内侧两筋之间，再上行沿着上臂外侧后缘，出肩后骨缝，绕行肩胛部位，左右交于肩上，进入缺盆，联络心脏，再沿咽部下行穿过横膈膜，到达胃部，再向下入属小肠本腑。它的支脉，从缺盆沿颈部上抵达颊部，至眼外角，回入耳中；它的另一条支脉，从颊部别走眼眶下方，至鼻，再至眼内角，斜行而络于颧骨部，与足太阳经相衔接。

【原文】

是动则病嗌痛颔肿，不可以顾，肩似拔，臑似折。是主液所生病者，耳聋、目黄、颊肿，颈、颔、肩、臑、肘、臂外后廉痛。为此诸病，盛则泻之，虚则补之，热则疾之，寒则留之，陷下则灸之，不盛不虚，以经取之。盛者，人迎大再倍于寸口；虚者，人迎反小于寸口也。

【译文】

外邪侵犯手太阳小肠经，就会导致咽喉疼痛，下颌发肿，不能回头，肩痛如拔，臂痛如折等症状。本经所主液体发生病变，就会导致耳聋、眼睛发黄、颊颔发肿，出现颈部、颔部、肩部、上臂、手肘、臂后缘疼痛等症状。对治这些病证，经气充盛的就用泻法，经气不足的就用补法，热证就用速刺法，寒证就用留针法，脉虚下陷的就用灸法，经气不实不虚的就从本经取治。如果本经经气充盛，人迎脉就会比寸口脉大两倍；如果本经气不足，人迎脉反而会比寸口脉小。

【原文】

膀胱足太阳之脉，起于目内眦，上额交巅①；其支者，从巅至耳上角②；其直者，从巅入络脑，还出别下项，循肩髃③内，挟脊抵腰中，入循膂④，络肾，属膀胱；其支者，从腰中下挟脊，贯臀，入腘中；其支者，从髆⑤内左右，别下，贯胛，挟脊内，过髀枢⑥，循髀外，从后廉下合腘中，以下贯踹内，出外踝之后，循京骨⑦，至小指外侧。

【注释】

①巅：指头顶正中的最高处，即百会穴所在的位置。②耳上角：指耳尖上方所对之头皮的部位。③肩髆(bó)：指肩胛骨。④膂(lǚ)：指挟行于脊柱两旁的浅层肌肉。⑤髆(bó)：肩，肩膀。⑥髀(bì)枢：指髋关节，又称"大转子"，为环跳穴所在的部位。髀，大腿。⑦京骨：指足小趾本节后向外侧突出的半圆骨，即京骨穴所在的部位。

【译文】

足太阳膀胱经的经脉，从眼内角起始，向上行于额部，交会于头顶正中最高点；它的支脉，从头顶正中央最高点行至耳上角；它的直行经脉，从头顶正中最高点入络于脑，复从脑后下行过项后，沿肩胛骨内侧，挟脊椎的两旁直达腰中，沿挟脊两旁的

灵枢经

059

肌肉深入，联络肾脏，入属于膀胱本腑；它的另一条支脉，从腰中向下会于后阴，通过臀部，直入膝腘窝中；它的又一条支脉，从左右肩胛骨内侧，另向下行，穿过肩胛，挟脊内，经过髀枢，沿大腿外侧后缘，向下行，与前一支脉会合于膝腘窝中，又向下通过小腿肚，出外踝骨的后边，沿着京骨，至足小趾尖端外侧，与足少阴肾经相衔接。

【原文】

是动则病冲头痛，目似脱，项似拔，脊痛，腰似折，髀不可以曲，腘如结，踹如裂，是为踝厥^①。是主筋所生病者，痔、疟、狂、癫疾，头囟^②项痛，目黄、泪出、鼽衄，项、背、腰、尻^③、腘、踹、脚皆痛，小指不用。为此诸病，盛则泻之，虚则补之，热则疾之，寒则留之，陷下则灸之，不盛不虚，以经取之。盛者，人迎大再倍于寸口；虚者，人迎反小于寸口也。

【注释】

①踝厥：是指由外邪侵犯足太阳膀胱经，而导致经气自外踝部向上逆行的一种疾病。②囟（xìn）：顶门，囟门。③尻（kāo）：古书指屁股。

【译文】

外邪侵袭足太阳膀胱经，就会导致邪气上冲而引发头痛，眼珠疼得像要脱出似的，脖子疼得像有人在使劲拉拽似的，脊背疼痛，腰痛得像折断了似的，大腿不能屈伸，膝腘窝就像被捆绑住了似的，腿肚痛得像撕裂了似的，这种病证就叫踝厥。本经所主的筋发生病变，就会出现痔疮、疟疾、狂病、癫病、囟门和颈部疼痛，眼睛发黄、流泪、鼻流清涕或出血，项、背、腰、尻、腘、踹、脚等处都疼痛，足小趾也无法活动。对治这些病证，经气亢盛的就用泻法，经气不足的就用补法，热证就用速刺法，寒证就用留针法，脉虚下陷的就用灸法，经气不实不虚的就从本经取治。如果本经经气亢盛，人迎脉就会比寸口脉大两倍；如果本经经气不足，人迎脉反而会比寸口脉小。

【原文】

　　肾足少阴之脉，起于小指之下，邪走足心①，出于然谷之下，循内踝之后，别入跟中，以上踹内，出腘内廉，上股内后廉，贯脊，属肾，络膀胱；其直者，从肾上贯肝膈，入肺中，循喉咙，挟舌本；其支者，从肺出络心，注胸中。

【注释】

　　①邪走足心：指肾经的经脉从膀胱经的终点出发后，斜行走向足心部的涌泉穴。邪，通"斜"，偏斜。

【译文】

　　足少阴肾经的经脉，从足小趾的下面起始，斜走足心，出于然谷穴之下，沿着内踝骨的后面，别入足跟，由此上行于小腿肚内侧，出腘内侧，再上行于股内侧后缘，穿过肾脏，与膀胱联系；它直行的经脉，从肾上向上连肝和横膈膜，进入肺脏，沿着喉咙，归结于舌根；它的支脉，从肺出来，联络心脏，再注于胸中，与手厥阴心包络经相衔接。

【原文】

　　是动则病饥不欲食，面如漆柴①，咳唾则有血，喝喝②而喘，坐而欲起，目䀮䀮③，如无所见，心如悬，若饥状；气不足则善恐，心惕惕，如人将捕之，是为骨厥。是主肾所生病者，口热舌干，咽肿上气，嗌干及痛，烦心，心痛，黄疸，肠澼④，脊股内后廉痛，痿厥嗜卧，足下热而痛。为此诸病，盛则泻之，虚则补之，热则疾之，寒则留之，陷下则灸之，不盛不虚，以经取之。灸则强食生肉，缓带披发，大杖重履⑤而步。盛者，寸口大再倍于人迎；虚者，寸口反小于人迎者。

【注释】

　　①面如漆柴：形容患者的面色黯黑无泽，就好像烧焦了的黑色木炭一样。漆，黑色。②喝喝：形容喘气的声音大。③䀮䀮（huāng huāng）：视物不清的样子。④肠澼：也称痢疾，是指以腹痛、里急后重，下痢赤白脓血为

特征的一种病证。⑤大杖重履：形容动作徐缓的样子。大杖，粗而结实的拐杖。重履，在睡鞋外面再套上一双鞋子。

【译文】

外邪侵犯足少阴肾经，就会导致虽感觉饥饿却不想吃饭，面色黯黑无光，咳嗽、吐口水都带血，喘息有声，刚坐下就想站起来，视线模糊，好像什么也看不见，心仿佛高挂空中般慌张，状若饥饿；气虚就容易恐惧，心慌恐惧，好像有人要来捕捉他似的，这种病证就叫骨厥。本经所主肾脏发生病变，就会出现口热，舌干，咽肿，气上逆，喉咙发干疼痛，心中烦躁，心痛，黄疸，痢疾，大腿内侧后缘疼痛，足部痿软厥冷，嗜睡，足心热痛。对治这些病证，经气亢盛的就用泻法，经气不足的就用补法，热证就用速刺法，寒证就用留针法，脉虚下陷用灸法，不实不虚的，就从本经取治。使用灸法时，病人应该勉强吃点生肉，穿宽松的衣服，披散头发，手扶大杖，脚穿重履，缓步行走。如果本经经气亢盛，寸口脉就会比人迎脉大两倍；如果本经经气不足，寸口脉反而会比人迎脉小。

【原文】

心主手厥阴心包络之脉，起于胸中，出属心包络，下膈，历络三焦；其支者，循胸出胁，下腋三寸，上抵腋，下循臑内，行太阴少阴之间，入肘中，下臂行两筋之间，入掌中，循中指出其端；其支者，别掌中，循小指次指出其端。

【译文】

心主的经脉手厥阴心包络的经脉，从胸中起始，出联属于本经所属的脏腑心包络，下行贯穿横膈膜，依次联络与本经相表里的胸腹的上中下三焦；它的支脉，从胸中横出胁下，当腋缝下三寸处，再向上循行至腋部，沿着上臂内侧，行于手太阴肺经与手少阴心经这两条经脉的中间，向下进入肘中，沿着前臂内侧两筋的中间下行，进入掌中，沿着中指直达指尖；它的另一条支脉，从掌心别行而出，沿着无名指到达指尖，其末端与手少阳三焦经相衔接。

是动则病手心热，臂肘挛急，腋肿，甚则胸胁支满，心中澹澹大动，面赤目黄，喜笑不休。是主脉所生病者，烦心心痛，掌中热。为此诸病，盛则泻之，虚则补之，热则疾之，寒则留之，陷下则灸之，不盛不虚，以经取之。盛者，寸口大一倍于人迎；虚者，寸口反小于人迎也。

【译文】

外邪侵袭手厥阴心包络经，就会导致掌心发热，臂肘关节拘挛，腋下肿胀，严重时还会出现胸胁部胀满，心中惊恐不安以致心脏跳动剧烈，面色发红，眼睛发黄，喜笑不止。本经所主的脉发生病变，就会出现心中烦躁、心痛、掌心发热等症状。对治这些病证，经气亢盛的就要用泻法，经气不足的就要用补法；属于热的就要用速针法，属于寒的就要用留针法；脉道虚陷不起的就要用灸法；经气既不亢盛也不虚弱的，就要用本经来调治。如果本经经气亢盛的，寸口脉就要比人迎脉大一倍；如果本经经气虚弱，寸口脉反而会比人迎脉小。

【原文】

三焦手少阳之脉，走于小指次指之端，上出两指之间，循手表腕，出臂外两骨之间，上贯肘，循臑外，上肩，而交出足少阳之后，入缺盆，布膻中，散络心包，下膈，循属三焦；其支者，从膻中上出缺盆，上项，系耳后直上，出耳上角，以屈下颊至𫐄；其支者，从耳后入耳中，出走耳前，过客主人前，交颊，至目锐眦。

【译文】

手少阳三焦经的经脉，从无名指的末端起始，向上行走而出于小指与无名指的中间，沿着手背，出于前臂外侧两骨的中间，向上循行穿过肘部，上行至肩部，与足少阳胆经相交叉之后，进入缺盆，分布于两乳之间的膻中穴处，并散布联络于与本经相表里的心包络，再向下穿过横膈膜，依次联系本经所属的上、中、下三焦；它的支脉，从胸部的膻中穴处上行，出于缺盆，向上行至颈项部位，夹耳后，直上出于耳上角，并由此屈折下行至颊部，到达眼眶的下方；它的另一条支脉，从耳的后方进入耳中，再出行至耳的前方，经过足少阳胆经所属之客主人穴的前方，与前一条支脉交会于颊部，再上行至外眼角，与足少阳胆经相衔接。

【原文】

是动则病耳聋浑浑焞焞①，嗌肿喉痹。是主气所生病者，汗出，目锐眦痛，颊痛，耳后、肩、臑、肘、臂外皆痛，小指次指不用。为此诸病，盛则泻之，虚则补之，热则疾之，寒则留之，陷下则灸之，不盛不虚，以经取之。盛者，人迎大一倍于寸口；虚者，人迎反小于寸口也。

【注释】

①浑浑焞焞 (tūn)：听不清楚声音的样子，耳内出现轰轰的响声。

【译文】

外邪侵犯手少阳三焦经，就会导致耳聋、听觉模糊、咽喉肿痛、喉咙闭塞等症状。本经所主的气发生病变，就会出现自汗出，外眼角疼痛，面颊疼痛，耳后、肩部、上臂、肘部、前臂外缘处都发生疼痛，无名指无法活动。治疗这些病证，经气亢盛的就要用泻法，经气虚弱的就要用补法；属于热的就要用速针法，属于寒的就要用留针法；脉道虚陷不起的就要用灸法；经气既不亢盛也不虚弱的，就要用本经来调治。如果本经经气亢盛，人迎脉就要比寸脉大一倍；如果本经经气虚弱，人迎脉反而会比寸口脉小。

【原文】

胆足少阳之脉，起于目锐眦，上抵头角①，下耳后，循颈行手少阳之前，至肩上，却交出手少阳之后，入缺盆；其支者，从耳后入耳中，出走耳前，至目锐眦后；其支者，别锐眦，下大迎，合于手少阳，抵于颇，下加颊车，下颈合缺盆，以下胸中，贯膈，络肝，属胆，循胁里，出气街，绕毛际②，横入髀厌③中；其直者，从缺盆下腋，循胸过季胁④，下合髀厌中，以下循髀阳⑤，出膝外廉，下外辅骨⑥之前，直下抵绝骨⑦之端，下出外踝之前，循足跗上，入小指次指之间；其支者，别跗上，入大指之间，循大指歧骨⑧内出其端，还贯爪甲，出三毛⑨。

【注释】

①头角：指前额上缘的两端处，即额角。②毛际：指耻骨部阴毛的边缘。③髀厌：髀枢，即髋关节，俗称"大转子"，为环跳穴所在的部位。④季胁：指两侧胸胁下方的软肋部。⑤髀阳：大腿外侧。髀，大腿。阳，外侧，因为内为阴，外为阳。⑥外辅骨：指腓骨。小腿骨分为胫骨和腓骨，胫骨为主，腓骨为侧，且在小腿外侧，所以称腓骨为外辅骨。⑦绝骨：外踝直上三寸腓骨的凹陷处，也称"悬钟穴"。⑧歧骨：足之大趾与次趾本节后方的骨缝处。⑨三毛：指足大趾背面、趾甲后方，第一趾关节处生毛的部位。

【译文】

足少阳胆经的经脉，从外眼角起始，向上循行至额角，再折而下行绕至耳后方，沿着颈部行于手少阳三焦经的前方，下行至肩上，与手少阳三焦经相交叉并行至其后方，进入缺盆；它的支脉，从耳的后方进入耳中，再行至耳的前方，到达外眼角的后方；它的另一条支脉，从外眼角别出，下行至大迎穴处，与手少阳三焦经相合，行至眼眶的下方，再折行向下至颊车的部位，再向下循行至颈部，与前一条进入缺盆的经脉会合于缺盆，然后下行至胸中，穿过横膈膜，联络肝脏，归属于胆腑，再沿着胁内下行，出于少腹两侧的气街，绕过耻骨部生阴毛的部位，横行进入环跳穴所在的部位；它直行的经脉，从缺盆下行至腋部，沿着胸部通过季胁，与前一条支脉相合于环跳穴，再沿着大腿外侧下行，出于膝部外缘的阳陵泉，下行至腓骨的前方，然后一直下行抵达外踝上方三寸腓骨的凹陷处，再向下出于外踝的前方，沿着足背，进入足小趾与足第四趾的中间；它的另一条支脉，从足背别行而出，进入足之大趾间，沿着足大趾的骨缝行至其末端，再返回穿过足大趾的爪甲部分，出于足趾甲后方生毛的部位，与足厥阴肝经相衔接。

【原文】

是动则病口苦，善太息，心胁痛，不能转侧，甚则面微有尘，体无膏泽①，足外反热，是为阳厥②。是主骨所生病者，头痛颌痛，目锐眦痛，缺盆中肿痛，腋下肿，马刀侠瘿③，汗出振寒，疟，胸、胁、肋、髀、膝外至胫绝骨外踝前及诸节皆痛，小指次指不用。为此诸病，盛则泻之，虚则补之，热则疾之，寒则留之，陷下则灸之，不盛不虚，以经取之。盛者，人迎大一倍于寸口；虚者，人迎反小于寸口也。

【注释】

①膏泽：油润有光泽的样子。膏，膏脂。泽，润泽。②阳厥：足少阳胆经之经气发生异常变动而出现的病证，是由胆木生火，火气冲逆所致。③马刀侠瘿（yīng）：瘰疬，相当于现在所说的淋巴结核，俗称疬串。其生于腋下，状似马刀形者，叫作马刀；而其生于颈部者，叫作侠瘿。

【译文】

外邪侵犯足少阳胆经，就会导致口苦，时常叹气，胸胁部疼痛，难以翻转身体，病情严重时还会出现面部黯淡无光，就像蒙上了一层灰尘似的，全身皮肤干燥没有光泽，足外侧发热等症状，这种病证就叫作阳厥。本经所主的骨发生病变，就会出现头痛，颌部疼痛，外眼角痛，缺盆肿痛，腋下肿胀，腋下或颈旁生瘰疬，自汗出而战栗怕冷，疟疾，胸、胁、肋、大腿、膝盖外侧直至胫骨、绝骨、外踝前以及胆经经脉循行经过的各个关节都发生疼痛，足第四趾无法活动。对治这些病证，经气亢盛的就要用泻法，经气不足的就要用补法，属于热的就要用速针法，属于寒的就要用留针法，脉道虚陷不起的就要用灸法，经气既不盛也不虚弱的，就要用本经来调治。如果本经经气充盛，人迎脉就要比寸口脉大一倍；如果本经经气虚弱，人迎脉反而会比寸口脉小。

【原文】

　　肝足厥阴之脉，起于大趾丛毛①之际，上循足跗上廉，去内踝一寸，上踝八寸，交出太阴之后，上腘内廉，循股阴②入毛中，过阴器，抵小腹，挟胃，属肝，络胆，上贯膈，布胁肋，循喉咙之后，上入颃颡③，连目系，上出额，与督脉会于巅；其支者，从目系下颊里，环唇内；其支者，复从肝别，贯膈，上注肺。

【注释】

　　①丛毛：三毛，足大趾爪甲后生毛的地方。②股阴：大腿的内侧部。③颃颡（háng sǎng）：咽喉。

【译文】

　　足厥阴肝经的经脉，从足大趾爪甲后方的丛毛上的大敦穴起始，沿着足背的上缘上行，至内踝前一寸的地方，向上循行至内踝骨上方八寸的部位，与足太阴脾经相交叉并行至其后方，上行至膝部腘窝的内缘，沿着大腿内侧，进入阴毛之中，环绕阴器一周，行至小腹部，挟行于胃的两旁，并联属肝脏，联络胆腑，向上贯穿横膈膜，散布于胁肋部位，再沿着喉咙的后方，进入咽喉处，再上行与眼球连络于脑的脉络相联系，再向上行出于额部，与督脉会合于头顶最高处的百会穴处；它的一条支脉，从眼球连络于脑的脉络处别行而出，向下行至颊部内侧，再环绕口唇的内侧；它的另一条支脉，从肝脏别行而出，贯穿横膈膜，上行注于肺脏，与手太阴肺经相衔接。

【原文】

　　是动则病腰痛不可以俯仰，丈夫㿉疝①，妇人少腹肿，甚则嗌干，面尘脱色。是主肝所生病者，胸满呕逆，飧泄狐疝②，遗溺闭癃。为此诸病，盛则泻之，虚则补之，热则疾之，寒则留之，陷下则灸之，不盛不虚，以经取之。盛者，寸口大一倍于人迎；虚者，寸口反小于人迎也。

【注释】

①癞疝：疝气的一种，指睾丸肿痛下坠。②狐疝：疝气的一种，指睾丸胀痛，时大时小，时上时下，就像狐狸出没无常一样，因此得名狐疝，又名偏坠。

【译文】

外邪侵犯足厥阴肝经，就会导致腰部疼痛以致不能前后俯仰，男子患癞疝，女子小腹部肿胀，严重时还会出现喉咙干燥，面部黯淡无光等症状。本经所主肝脏发生病变，就会出现胸中满闷、呕吐气逆、腹泻完谷不化、狐疝、遗尿，小便不通等症状。对治这些病证，经气亢盛的就要用泻法，经气不足的就要用补法，属于热的就要用速针法，属于寒的就要用留针法，脉道虚陷不起的就要用灸法，经气既不亢盛也不虚弱的，就要用本经来调治。如果本经经气亢盛，寸口脉就要比人迎脉大一倍；如果本经经气虚弱，寸口脉反而会比人迎脉小。

【原文】

手太阴气绝，则皮毛焦。太阴行气，温于皮毛者也。故气不荣，则皮毛焦；皮毛焦，则津液去皮节；津液去皮节者，则爪枯毛折；毛折者，则毛先死。丙笃丁死，火胜金也。

【译文】

如果手太阴肺经的经气衰竭，就会导致皮毛憔悴干枯。手太阴肺经能够运行经气，以温润肌表的皮肤和毫毛。所以，如果手太阴肺经的经气不足，就会导致皮毛憔悴干枯；如果皮毛憔悴干枯，就会导致皮肤关节失去了津液的滋养；皮肤关节丧失了津液的润泽，就会导致爪甲枯槁、毫毛断折脱落。毫毛折断脱落的现象，就说明手太阴肺经的经气已经先行衰竭了。这种病证，遇到丙日就会加重，遇到丁日就会死亡。这是因为丙、丁属火，肺属金，而火能克金。

【原文】

　　手少阴气绝，则脉不通。少阴者，心脉也；心者，脉之合也。脉不通，则血不流；血不流，则髦^①色不泽。故其面黑如漆柴者，血先死。壬笃癸死，水胜火也。

【注释】

　　①髦：头发。

【译文】

　　如果手少阴心经的经气衰竭，脉道就会不通畅。手少阴心经，是心脏的经脉；心与血脉相配合。脉道不通畅，血液就不能流通；血液不流通，面色就没有光泽；面色没有光泽，就是血脉先枯竭的征象。这种病证，遇到壬日就会病情加重，遇到癸日就会死亡。这是因为心属火，壬癸属水，而水能胜火。

【原文】

　　足太阴气绝者，则脉不荣肌肉。唇舌者，肌肉之本也。脉不荣，则肌肉软；肌肉软，则舌萎，人中满；人中满，则唇反；唇反者，肉先死。甲笃乙死，木胜土也。

【译文】

　　如果足太阴脾经的经气衰竭，经脉就不能滋养肌肉。唇舌是肌肉之本。经脉不能滋养肌肉，肌肉就会松软；肌肉松软，就会导致舌体萎缩，人中肿满；人中肿满，口唇就会外翻；口唇外翻，就是肌肉先死的征象。这种病证，遇到甲日病情就会加重，遇到乙日就会死亡。这是因为脾属土，甲乙属木，而木能胜土。

【原文】

　　足少阴气绝，则骨枯。少阴者，冬脉也，伏行而濡骨髓者也。故骨不濡，则肉不能著也；骨肉不相亲，则肉软却；肉软却，故齿长而垢，发无泽；发无泽者，骨先死。戊笃己死，土胜水也。

【译文】

　　如果足少阴肾经的经气衰竭，骨骼就会干枯。因为足少阴肾经是冬脉，其脉伏行于人体深部而濡养骨髓。如果骨髓得不到肾气的濡养，肌肉就不能贴附于骨骼。骨肉不能紧密结合，肌肉就会软弱萎缩；肌肉软弱萎缩，牙齿就会显得长而多牙垢，头发没有光泽；头发没有光泽，就是骨气先死的征象。这种病证，遇到戊日病情就会加重，遇到己日就会死亡。这是因为肾属水，戊己属土，而土能胜水。

【原文】

　　足厥阴气绝，则筋绝。厥阴者，肝脉也；肝者，筋之合也；筋者，聚于阴器，而脉络于舌本也。故脉弗荣，则筋急；筋急，则引舌与卵。故唇青、舌卷、卵缩，则筋先死。庚笃辛死，金胜木也。

【译文】

　　如果足厥阴肝经的经气衰竭，就会导致筋的功能断绝。足厥阴经是肝脏的经脉，肝脏外合于筋，经筋又聚合于阴器，向上联络舌根。所以，如果肝脏不能滋养筋，就会导致筋缩挛急；筋缩挛急，就会牵引舌头卷曲与睾丸上缩。所以，如果口唇发青、舌头卷曲、睾丸上缩，就是筋已先死的征象。这种病证，遇到庚日病情就会加重，遇到辛日就会死亡。这是因为肝属木，庚辛属金，而金能胜木。

【原文】

　　五阴气俱绝，则目系转，转则目运①。目运者，为志先死。志先死，则远一日半死矣。六阳气绝，则阴与阳相离，离则腠理②发泄，绝汗乃出。故旦占夕死，夕占旦死。

【注释】

　　①目运：指眼睛的黑睛上翻，仅露出白睛的现象。②腠理：皮肤、肌肉的纹理。腠，汗孔。理，皮肉的纹理。

【译文】

如果五脏阴经的精气全都衰竭，就会导致目系转动，目系转动就会觉得目眩眼晕。目眩眼晕，就是神志先死的征象。神志既已先绝，形体最多一天半就要死亡。如果六腑阳经的经气全都衰竭，就会导致阴气与阳气分离。阴气与阳气分离，就会导致腠理开张，精气外泄，出现绝汗、汗出如珠不止的症状。所以，如果人们在早上出现这种症状，预计当天晚上就会死亡；如果人们在夜间出现这种症状，预计第二天早晨就会死亡。

【原文】

经脉十二者，伏行分肉之间，深而不见；其常见者，足太阴①过于外踝之上，无所隐故也。诸脉之浮而常见者，皆络脉也。六经络手阳明少阳之大络，起于五指间，上合肘中。饮酒者，卫气先行皮肤，先充络脉，络脉先盛，故卫气已平②，营气乃满，而经脉大盛。脉之卒然动者，皆邪气居之，留于本末，不动则热。不坚则陷且空，不与众同，是以知其何脉之动也。

【注释】

①足太阴：明代医学家张景岳认为"足太阴"应为"手太阴"。②平：满盛。

【译文】

人体的十二经脉，都隐伏在体内而循行于分肉之间，其位置都较深因而不能在体表看到；通常可以看见的经脉，只有手太阴肺经在经过手外踝之上气口的那一部分，这是因为该处的皮肤细薄而使得经脉无所隐匿。其他经脉在皮肤浅表以及平常可以看见的部分，都是络脉。在手足六经的络脉之中，手阳明大肠经和手少阳三焦经这两条经脉的大络，分别起始于手的五指之间，向上会合于肘中。饮酒的人，其酒气会先随着卫气行于皮肤，首先充溢于浅表的络脉，使得络脉先满盛起来，所以说，如果在外的卫气已经充溢，在内的营气也满盛，经脉中的血气也就会很充盛。人体的经脉突然充盛起来，这都是因为邪气侵袭于内，并停留在了经脉自本至末的循行通路上，聚集不动，可以化热。如果络脉的脉形不显坚实，就说明邪气已经深陷于经脉，使得经气空虚衰竭，就会出现与其他正常经脉不同的异常表现，所以我们就能知道是哪一条经脉发生了病变。

【原文】

雷公曰：何以知经脉之与络脉异也？

黄帝曰：经脉者常不可见也，其虚实也，以气口知之。脉之见者，皆络脉也。

雷公曰：细子无以明其然也。

黄帝曰：诸络脉皆不能经大节之间，必行绝道①而出，入复合于皮中，其会皆见于外。故诸刺络脉者，必刺其结上。甚血者虽无结，急取之以泻其邪而出其血，留之发为痹也。凡诊络脉，脉色青则寒且痛，赤则有热。胃中寒，手鱼之络多青矣；胃中有热，鱼际络赤。其暴黑者，留久痹也；其有赤有黑有青者，寒热气也；其青短者，少气也。凡刺寒热者皆多血络。必间日而一取之，血尽而止，乃调其虚实。其小而短者少气，甚泻之则闷，闷甚则仆，不得言。闷则急坐之也。

【注释】

①绝道：别道，是指与经脉循行路径不同的循行道路。

【译文】

雷公问：怎样才能知道经脉和络脉的差别呢？

黄帝说：经脉因为隐伏在体内，因此即使经脉发生了病变，在体表也常常是看不到的，其虚实的变化情况，只能通过气口部位的切脉来测知。显露在体表可以看到的经脉，其实都是络脉。

雷公说：我还是不明白二者的区别。

黄帝说：所有的络脉都不能通过大关节之间，必定是行于经脉所不到的地方，出入流注，再入里而与经脉相合于皮部的浮络，而在皮表部显现出来。所以，针刺络脉的病变，都必须刺中络脉上有瘀血结聚的地方。甚至即使它还没有出现瘀血结聚的现象，也要尽快采用急刺的方法，泻除病邪，放出恶血；如果让恶血滞留在体内，就会因为血络凝滞、闭塞不通而导致痹证。凡是诊察络脉病变时，发现络脉呈青色，就是寒邪凝滞于内，气血不通而致；如果发络脉呈红色，就是体内有热。如果胃中有寒，手鱼部的络脉就会呈青色；如果胃中有热，鱼际部的络脉就会呈红色。如果络脉突然呈黑色，就是留滞已久的痹病。如果络脉时而发红、时而发黑、又时而发青，就是寒热相兼的病证；如果脉络颜色发青且脉络短小，就是元气衰少的征象。凡是针刺胃里或寒或热的病证时，都是多刺浅表的血络，同时还必须隔日一刺，直到把恶血全部泻完为止，然后再根据病证的虚实来进行调治。络脉呈青色且脉形短小，就是属于元气衰少，如果对这样的病人用泻法，就会使他感到心烦胸闷，心烦胸闷就容易使人昏厥倒地，不能言语。对于感觉心烦胸闷的病人，要立即将他扶起，让他成半坐半卧状，再对其施以急救。

【原文】

手太阴之别，名曰列缺。起于腕上分间，并太阴之经直入掌中，散入于鱼际。其病实，则手锐[1]掌热；虚，则欠㰟[2]，小便遗数。取之，去腕半寸。别走阳明也。

【注释】

①手锐：指手的锐骨部，即手掌后方的小指侧的高骨。②欠㰟（qù）：形容呵欠时张口伸腰的样子。欠，呵欠。㰟，形容张口的样子。

【译文】

手太阴肺经别出的络脉，叫作列缺。它起始于手腕上的分肉之间，与手太阴肺经的经脉并行，直入手掌中，并散布于鱼际处。如果此络脉发生病变，实证就会有手腕后高骨及手掌部发热的症状，虚证的就会有张口呵欠、小便失禁或频数等症状。对治这些病证,可以取手腕后一寸半处的列缺穴来治疗。这条络脉是由手太阴肺经别走联络手阳明大肠经。

【原文】

手少阴之别,名曰通里。去腕一寸半,别而上行,循经入于咽中,系舌本,属目系。其实则支隔,虚则不能言。取之掌后一寸。别走太阳也。

【译文】

手少阴心经别出的络脉,叫作通里。它从手掌后方距离腕关节一寸的地方别行分出,沿着手少阴心经的经脉上行,进入咽喉中,再向上循行而联系舌根,联属眼球内连于脑的脉络。如果此络脉发生病变,就会有胸膈间支撑不舒的症状,虚证的就会有不能言语的症状。对治这些病证,可以取用手掌后方一寸处的通里穴来治疗。这条络脉就是由手少阴心经走向并联络手太阳小肠经。

【原文】

手心主之别,名曰内关。去腕二寸,出于两筋之间,别走少阳。循经以上,系于心,包络心系。实则心痛,虚则为烦心。取之两筋间也。

【译文】

手厥阴心包经别出的络脉,叫作内关。它在距离腕关节两寸处起始,从两筋的中间别行分出,再沿着手厥阴心包络经的经脉上行,联系心包,联络心脏与其他脏腑相联系的脉络。如果此络脉发生病变,就会有心痛的症状,虚证的就会有心中烦乱的症状。对治这些病证,可以取用手掌后方、两筋之间的内关穴来治疗。

【原文】

手太阳之别,名曰支正。上腕五寸,内注少阴;其别者,上走肘,络肩髃。实则节弛肘废,虚则生疣[1],小者如指痂疥[2]。取之所别也。

【注释】

①疣（yóu）：赘肉。②痂疥（jiā jiè）：古代的一种皮肤病。痂，伤口或疮口表面上由血小板和纤维蛋白凝结而成的块状物，伤口或疮口痊愈后自行脱落。疥，一种传染性皮肤病，以瘙痒为主，是疥虫寄生而引起的，又名"疥癣"。

【译文】

手太阳小肠经别出的络脉，叫作支正。它从腕关节上方五寸的地方起始，向内走行而注于手少阴心经之中；它的别行支脉，则上行经过肘部，联络肩髃穴。如果此络脉发生病变，实证的就会有骨节弛缓、肘关节痿废而不能活动等症状；虚证的就会导致皮肤上生赘疣，其中小的就像指头中间干结作痒的痂疥一样大小。对治这些病证，可以取用此络脉的别行支脉上的络穴支正穴来治疗。

【原文】

手阳明之别，名曰偏历。去腕三寸，别入太阴；其别者，上循臂，乘肩髃，上曲颊①偏齿；其别者，入耳，合于宗脉②。实则龋齿耳聋，虚则齿寒痹隔。取之所别也。

【注释】

①曲颊：指下颌后方之下颌骨的弯曲处，在耳垂的下方，因其形状屈曲而得名。②宗脉：指聚结于耳中的经脉。

【译文】

手阳明大肠经别出的络脉，叫作偏历。它从手掌后方距离腕关节三寸处起始，进入手太阴肺经的经脉；它的别行支脉，从偏历穴处起始，沿着手臂上行，经过肩髃穴，再上行抵达曲颊处，再斜行到牙根部并联络之；它的另一条别出的支脉，则上行进入耳中，与耳部的宗脉相会合。如果此络脉发生病变，实证的就会有龋齿、耳聋等病证，虚证的就会有牙齿发冷、胸膈间闭塞不畅等症状。对治这些病证，可以取用此络脉的别行支脉上的络穴偏历穴来治疗。

【原文】

手少阳之别，名曰外关。去腕二寸，外绕臂，注胸中，合心主。病实则肘挛，虚则不收。取之所别也。

【译文】

手少阳三焦经别出的络脉，叫作外关。它从手掌后方距离腕关节两寸处起始，向外绕行于臂部再向上行，注于胸中，与手厥阴心包络经相会合。如果此络脉发生病变，实证的就会有肘关节拘挛的症状，虚证的就会有肘关节弛缓不收的症状。对治这些病证，可以取用此络脉的别行支脉上的络穴外关穴来治疗。

【原文】

足太阳之别，名曰飞阳。去踝七寸，别走少阴。实则鼽窒，头背痛；虚则鼽衄。取之所别也。

【译文】

足太阳膀胱经别出的络脉，叫作飞阳。它从足之上方、距离外踝七寸处起始，走向足少阴肾经的经脉。如果此络脉发生病变，实证的就会有鼻塞不通、头背部疼痛等症状，虚证的就会出现鼻塞或鼻出血等症状。对治这些病证，可以取用此络脉的别行支脉上的络穴飞阳穴来治疗。

【原文】

足少阳之别，名曰光明。去踝五寸，别走厥阴，下络足跗。实则厥，虚则痿躄①，坐不能起。取之所别也。

【注释】

①痿躄(bì)：病名，症状主要表现为四肢痿弱、足不能行。痿，痿软无力。躄，足不能行。

【译文】

足少阳胆经别出的络脉，叫作光明。它从足之上方、距离外踝五寸处起始，走向足厥阴肝经的经脉，再向下行，联络于足背部。如果此络脉发生病变，实证的就会有下肢厥冷的症状，虚证的就会有下肢痿软无力以致难以步行，以及坐下后就不能再起立等症状。对治这些病证,可以取用此络脉的别行支脉上的络穴光明穴来治疗。

【原文】

足阳明之别,名曰丰隆。去踝八寸,别走太阴;其别者,循胫骨外廉,上络头项,合诸经之气,下络喉嗌。其病气逆则喉痹瘁喑①。实则狂癫②,虚则足不收,胫枯。取之所别也。

【注释】

①瘁喑(cuì yīn):病不能言。瘁,疾病。喑,哑。②癫:癫狂。

【译文】

足阳明胃经别出的络脉,叫作丰隆。它从足之上方、距离外踝八寸的地方起始,走向足太阴脾经的经脉;它的别行支脉,从丰隆穴别行而出,沿着胫骨的外缘上行,一直走到头项部,与其他各经的经气相会合,再下行联络于咽喉部。如果此络脉发病,病气向上逆行,就会导致咽喉肿闭、突然失音而不能言语等病证。如果此络脉发生病变,实证的就会引发神志失常的癫狂,虚证的就会有两足弛缓不收、小腿部肌肉枯瘘等症状。对治这些病证,可以取用此络脉的别行支脉上的络穴丰隆穴来治疗。

【原文】

足太阴之别,名曰公孙。去本节之后一寸,别走阳明;其别者,入络肠胃。厥气上逆则霍乱。实则肠中切痛,虚则鼓胀。取之所别也。

【译文】

足太阴脾经别出的络脉,叫作公孙。它从足大趾本节后方一寸处起始,走向足阳明胃经的经脉;它的别行支脉,上行进入腹部,联络于肠胃。如果此络脉发病,病气厥逆上行,就会引发吐泻交互的霍乱。如果此络脉发生病变,实证的就会引发腹部痛如刀绞的病证,虚证的就会引发腹胀如鼓的病证。对治这些病证,可以取用此络脉的别行支脉上的络穴公孙穴来治疗。

【原文】

足少阴之别,名曰大钟。当踝后绕跟,别走太阳;其别者,并经上走于心包,下贯腰脊。其病气逆则烦闷,实则闭癃^①,虚则腰痛。取之所别者也。

【注释】

①闭癃:病名,又称小便不通、尿闭,主要症状表现为小便量少,点滴而出,甚则闭塞不通。

【译文】

足少阴肾经别出的络脉,叫作大钟。它从足内踝的后方起始,环绕足跟至足的外侧,走向足太阳膀胱经的经脉;它的别行支脉,与足少阴肾经的正经并行而上,抵达心包络,再向外下方走行,贯穿腰脊。如果此络脉发病,病气上逆,就会引发心烦胸闷的症状。如果此络脉发生病变,实证的就会有小便不通的症状,虚证的就会有腰痛的症状。对治这些病证,可以取用此络脉的别行支脉上的络穴大钟穴来治疗。

【原文】

足厥阴之别,名曰蠡沟。去内踝五寸,别走少阳;其别者,径胫上睾,结于茎。其病气逆则睾肿卒疝。实则挺长,虚则暴痒。取之所别也。

灵枢经

【译文】

足厥阴肝经别出的络脉,叫作蠡沟。它从足之上方、距离内踝五寸的地方起始,走向足少阳胆经的经脉;它的别行支脉,经过胫部而上行至睾丸,并聚结于阴茎。如果此络脉发病,病气上逆,就会导致睾丸肿大、突发疝气等病证。如果此络脉发生病变,实证的就会有阴茎勃起而不能恢复的症状,虚证的就会有阴部奇痒难忍等症状。对治这些病证,可以取用此络脉的别行支脉上的络穴蠡沟穴来治疗。

【原文】

任脉之别，名曰尾翳[1]。下鸠尾，散于腹。实则腹皮痛，虚则痒搔。取之所别也。

【注释】

①尾翳：鸠尾穴的别名。

【译文】

任脉别出的络脉，叫作尾翳。它从胸骨下方的鸠尾处起始，向下散于腹部。如果此络脉发生病变，实证的就会有腹部皮肤疼痛的症状，虚证的就会有腹部皮肤瘙痒的症状。对治这些病证，可以取用此络脉的别行支脉上的络穴尾翳穴来治疗。

【原文】

督脉之别，名曰长强。挟脊上项，散头上，下当肩胛左右，别走太阳，入贯膂。实则脊强，虚则头重。高摇之，挟脊之有过者。取之所别也。

【译文】

督脉别出的络脉，叫作长强。它夹着脊柱两旁的肌肉向上行至项部，并散于头上，然后再下行至肩胛部的附近，再别行走向足太阳膀胱经，并深入体内，贯穿脊柱两旁的肌肉。如果此络脉发生病变，实证的就会有脊柱强直而不能俯仰的症状，虚证的就会有头部沉重、振摇不定等症状。检查时，摇动患者的头顶部，就能发现此条络脉之夹行于脊柱两侧的部分发生了病变。对治这些病证，可以取用此络脉的别行支脉上的络穴长强穴来治疗。

【原文】

脾之大络，名曰大包。出渊腋[1]下三寸，布胸胁。实则身尽痛，虚则百节尽皆纵。此脉若罗络之血者，皆取之脾之大络脉也。

【注释】

①渊腋：穴位名，位置在腋下三寸处，属于足少阳胆经。因为大包穴在

腋下六寸处，正好位于渊腋穴下方三寸的地方，所以就用"渊腋下三寸"来作为寻取大包穴的标准。

【译文】

足太阳脾经别出的大络，叫作大包。它从渊腋穴下方三寸处起始，散布于胸胁。如果此络脉发生病变，实证的就会有全身各处都疼痛的症状，虚证的就会有周身骨节弛纵无力的症状。因为此络脉包罗各条络脉的血气，所以治这些病证时，可以取用此络脉上的络穴大包穴来治疗。

【原文】

凡此十五络者，实则必见，虚则必下。视之不见。求之上下。人经不同，络脉异所别也。

【译文】

以上所说的十五条络脉，凡是邪气实的，其脉络必然会变得明显突出而容易看到；凡是正气虚弱的，其脉络必然会变得空虚下陷而不易察知。如果在体表处看不见络脉，就应当到络脉的上下部位寻求。每个人的经脉不同，络脉也有所差别。

卷之四

营卫生会第十八

【题解】

营卫生会，是指营卫之气的生成和会和。营卫之气由水谷进入脾胃后化生，其中清纯的为营气，行于脉中，而慓悍的则为卫气，行于脉外，二者各自在一昼夜之间行于阴阳二十五周次后，在黎明和日落的时候交相出入，到半夜会合于手太阴。本篇的重点就是论述营卫之气的生成和会合。

【原文】

黄帝问于岐伯曰：人焉受气？阴阳焉会？何气为营？何气为卫？营安从生？卫于焉会？老壮不同气，阴阳异位，愿闻其会。

岐伯答曰：人受气于谷。谷入于胃，以传于肺，五脏六腑，皆以受气。其清者为营，浊者为卫。营在脉中，卫在脉外。营周不休，五十而复大会。阴阳相贯，如环无端。卫气行于阴二十五度，行于阳二十五度，分为昼夜。故气至阳而起，至阴而止。故曰：日中为阳陇为重阳，夜半而阴陇为重阴。故太阴主内，太阳主外。各行二十五度，分为昼夜。夜半为阴陇，夜半后而为阴衰，平旦阴尽，而阳受气矣。日中为阳陇，日西而阳衰。日入阳尽，而阴受气矣。夜半而大会，万民皆卧，命曰合阴。平旦阴尽而阳受气。如是无已，与天地同纪。

【译文】

黄帝问岐伯：人的精气从哪里来？阴气和阳气在哪里交汇？

灵枢经

什么叫作营气？什么叫作卫气？营卫之气从哪里产生？卫气与营气在哪里会合？老年和壮年气的盛衰不同，昼夜气行的位置也不一样，我希望听听它们会合的道理。

岐伯回答说：人的精气是从食物来的。食物进入胃后，经胃消化后的精微部分传给了肺，五脏六腑都因此而受到了精气的滋养。其中清的精气称为营气，浊的精气称为卫气。营气在脉中运行，卫气在脉外运行。营卫之气周流全身，永不休止，各运行五十周之后又会合。阴阳相互贯通，如圆环一样没有起始。卫气行于阴分二十五周次，又行于阳分亦二十五周次，昼夜各半。所以，卫气的运行从属阳的头部开始，到属阴的手足阴经为止。所以说，卫气行于阳经，而中午阳气最盛，称为重阳；卫气行于阴经，而半夜阴气最盛，称为重阴。所以，太阴主内，太阳主外，营卫之气在其中各运行二十五周次，都是以昼夜来划分的。半夜是阴气最盛的时候，半夜以后阴气渐衰，至黎明时分阴气衰竭而阳气继起。中午是阳气最盛的时候，太阳偏西后阳气渐衰，太阳落下后阳气衰竭而阴气继起。到夜半时分，营卫之气会合，人们这时都已入睡，这叫作合阴。黎明时阴气衰竭而阳气继起。阴阳之气如此循行不止，与天地日月的运转规律是一致的。

【原文】

黄帝曰：老人之不夜瞑者，何气使然？少壮之人不昼瞑者，何气使然？

岐伯答曰：壮者之气血盛，其肌肉滑，气道通，营卫之行，不失其常，故昼精而夜瞑。老者之气血衰，其肌肉枯，气道涩，五脏之气相搏，其营气衰少而卫气内伐，故昼不精，夜不瞑。

【译文】

黄帝说：老年人在晚上入睡困难，是什么气导致的？少壮的人在白天很少睡觉，是什么气导致的？

岐伯回答说：少壮的人气血旺盛，肌肉滑润，气道通畅，营卫之气的运行规律不乱，所以白天神清气爽，晚上睡得香。老年人的气血衰退，肌肉干枯消瘦，气道滞涩，五脏之气互相搏结不能调和，营气衰少而卫气内乏，所以白天没精神，夜里也睡不着觉。

【原文】

黄帝曰：愿闻营卫之所行，皆何道从来？

岐伯答曰：营出于中焦，卫出于下焦①。

黄帝曰：愿闻三焦之所出。

岐伯答曰：上焦出于胃上口，并咽以上，贯膈而布胸中，走腋，循太阴之分而行，还至阳明，上至舌，下足阳明。常与营俱行于阳二十五度，行于阴亦二十五度，一周也。故五十度而复大会于手太阴矣。

黄帝曰：人有热，饮食下胃，其气未定，汗则出，或出于面，或出于背，或出于身半，其不循卫气之道而出，何也？

岐伯曰：此外伤于风，内开腠理，毛蒸理泄，卫气走之，固不得循其道。此气慓悍滑疾，见开而出，故不得从其道，故命曰漏泄②。

【注释】

①卫出于下焦：按张志聪注，应为"卫出上焦"之误。②漏泄：皮腠为风邪所伤，卫气不能固表所导致的大汗出。其汗出如漏，故名漏泄。

【译文】

黄帝说：我希望知道营、卫二气的运行，都是从哪里开始的？

岐伯回答说：营气是从中焦发出的，卫气是从上焦发出的。

黄帝说：我希望知道上焦发气的情况。

岐伯回答说：上焦之气从胃的上口出发，并于食道上行，穿过隔膜，散布于胸中，横走腋下，沿手太阴肺经的部位下行，返回到手阳明大肠经，上行至舌，下流注于足阳明胃经。营卫之气都是运行于阳分二十五周，又运行于阴分二十五周，这是昼夜运行一周的大循环。所以，营卫之气运行五十周次后，相会于手太阴经。

黄帝说：人在有热的时候，饮食刚下胃，还没有化生出精微之气，汗就先出来了，或是从面部出来，或是从背部出来，或是从半身出来，并不沿着卫气所运行的通道而出，这是为什么呢？

岐伯说：这是因为外伤于风邪，导致体内腠理开疏，皮毛为风热之邪所蒸，腠理因之开泄，卫气就行至肌表疏松的地方，就不一定沿着它正常运行道路走了。因为卫气的性质慓悍滑疾，见到开泄的地方就走，所以不能从它正常的运行通道走出，这称为漏泄。

【原文】

黄帝曰：愿闻中焦之所出。

岐伯答曰：中焦亦并胃中，出上焦之后。此所受气者，泌糟粕，蒸津液，化其精微，上注于肺脉，乃化而为血。以奉生身，莫贵于此。故独得行于经隧，命曰营气。

黄帝曰：夫血之与气，异名同类，何谓也？

岐伯答曰：营卫者，精气也；血者，神气也。故血之与气，异名同类焉。故夺血者无汗，夺汗者无血。故人生有两死，而无两生。

【译文】

黄帝说：我希望知道中焦发气的情况。

岐伯回答说：中焦也是合在胃中，在上焦之后。中焦化生水谷之味，泌去糟粕，蒸腾津液，化生精微，向上传注于肺脉，然后化生成为血液。用其来滋养人体，没有什么比它更宝贵的了。所以独它能行于经脉之道，称为营。

黄帝说：血和气，名称虽不同，却是同一类物质，这是为什么呢？

岐伯回答说：营卫之气，都是水谷精气化成的物质；血，也是水谷精气化生的最宝贵物质，被称为神气。因此血和气虽然名称不同，却是同一类物质。所以失血过多的人也很少出汗，出汗过多的人也少血。所以人体失血过多会死亡，人体出汗过多也会死亡，而血与汗缺一不可。

【原文】

黄帝曰：愿闻下焦之所出。

岐伯答曰：下焦者，别回肠，注于膀胱，而渗入焉。故水谷者，常并居于胃中，成糟粕而俱下于大肠，而成下焦。渗而俱下，济泌别汁，循下焦而渗入膀胱焉。

黄帝曰：人饮酒，酒亦入胃，谷未熟而小便独先下，何也？

岐伯答曰：酒者，熟谷之液也，其气悍以清，故后谷而入，先谷而出焉。

黄帝曰：善。余闻上焦如雾，中焦如沤，下焦如渎，此之谓也。

【译文】

黄帝说：我希望听你谈谈下焦的发气情况。

岐伯回答说：下焦在胃的下口，可将糟粕输送至回肠，又将水液注入膀胱，逐渐渗泄。所以水谷等物质，常贮存在胃中，经过消化，形成糟粕，再向下输送至大肠，成为下焦的主要功能。水液也向下渗灌，排去其水，保留清液，其中污浊的部分就沿着下焦渗入膀胱。

黄帝说：人喝了酒，酒进入胃中，谷物还没有经胃腐熟消化和分别清浊，而酒液就先从小便排出，这是为什么呢？

岐伯回答说：酒是谷物经过发酵而酿成的液汁，其气慓悍清纯，所以能比食物后入胃，但比食物先从小便排出。

黄帝说：你说得很对！我听说人体内上焦的功能就像雾一

样升化蒸腾，中焦的功能就像沤物池一样腐熟谷物，下焦的功能就像沟道排水一样决渎流通，就是这个道理。

四时气第十九

【题解】

　　四时气，是指四季的气候变化。本篇的重点是论述一年四季的气候变化有寒热温凉的差别，因此邪气侵袭人体所引发的病证也有所不同。所以在针刺治疗时还要根据时令气候的不同，以及病变的特点，来选择合适的穴位和针刺方法。

【原文】

　　黄帝问于岐伯曰：夫四时之气，各不同形。百病之起，皆有所生。灸刺之道，何者为定？

　　岐伯答曰：四时之气，各有所在，灸刺之道，得气穴为定。故春取经、血脉、分肉之间，甚者深刺之，间者浅刺之；夏取盛经孙络，取分间，绝皮肤；秋取经腧，邪在腑，取之合；冬取井荥，必深以留之。

【译文】

　　黄帝问岐伯说：四季的气候各不相同，各种疾病的发生都与四时的气候有关。针灸治疗的方法，怎么根据四季的气候来决定呢？

　　岐伯回答说：四季的气候，各有自己的特点，针灸治疗的方法，也要根据当季的气候与腧穴的关系来定。所以，在春天针刺，应取大经、血脉和分肉之间的穴位，病重的用深刺法，病轻的用浅刺法；在夏季针刺，应取在夏季气盛的六阳经脉或孙络的穴位，或刺分肉之间，以及只刺透皮肤的浅刺法；在秋季针刺，应取经穴和输穴，如病邪在六腑，就取合穴；在冬季针刺，应取井穴和荥穴，而且一定要深刺并久留针。

温疟，汗不出，为五十九痏。风痊肤胀^①，为五十七痏。取皮肤之血者，尽取之。飱泄，补三阴之上，补阴陵泉，皆久留之，热行乃止。转筋于阳，治其阳；转筋于阴，治其阴，皆卒刺之。

【注释】

①风痊（shuǐ）肤胀：水肿病。

【译文】

患温疟病如果没有出汗的症状，可用治疗热病的五十九个腧穴来治疗。患水肿病，可用五十七个治疗水病的腧穴来治疗。如果是使用针刺放血的治疗方法，就要将该穴位的恶血放干净。对脾胃虚寒所致的飱泄证，应取三阴交穴、阴陵泉穴，使用补的手法，都要久留针，直至针下有热感的时候才能出针。对于在四肢外侧的转筋病，应取阳经的穴位治疗；对于在四肢内侧的转筋病，取阴经的穴位治疗，都使用火针针刺。

【原文】

徒痊，先取环谷下三寸，以铍针针之，已刺而筒^①之，而内之，入而复之，以尽其痊，必坚。来缓则烦悗，来急则安静。间日一刺之，痊尽乃止。饮闭药，方刺之时，徒饮之。方饮无食，方食无饮，无食他食，百三十五日。

【注释】

①筒：指中空如筒的针。

【译文】

对于单纯的水肿病，先取环谷穴之下三寸的穴位，用铍针刺，然后用中空如筒的针刺入，将患处的水抽出放掉，反复进行几次，抽空其中的水，必使肌肉恢复坚实。针刺时，一定要急刺，刺得缓慢，病人就会觉得烦闷不安，刺得快，病人就会很安静。每隔一天就要针刺放水一次，直到水放尽为止。可配合服用开闭利水的药物，在针灸开始时就要服用。注意服药后不要立即进食，进食后不要立即服药，除了适合的饮食不要吃其他的食物，这样坚持一百三十五天。

【原文】

著痹不去，久寒不已，卒取其三里。肠中不便，取三里，盛泻之，虚补之。疠风者，素刺其肿上，已刺，以锐针针其处，按出其恶气，肿尽乃止。常食方食，无食他食。

【译文】

如果著痹病经久不愈，常常感觉寒冷不已，就用火针焠刺三里穴。如果大小肠功能失常，可取用三里穴针刺治疗，邪气盛就用泻法，正气虚就用补法。如果患麻风病，就应多次用针刺其肿胀部位，针刺后要用手挤压针刺处，挤出其中的邪毒之气，直到肿消尽为止。平时应吃正常的食物，不要吃对疾病不利的食物。

【原文】

腹中常鸣，气上冲胸，不能久立，邪在大肠，刺肓之原、巨虚上廉、三里。小腹控睾，引腰脊，上冲心，邪在小肠者，连睾系，属于脊，贯肝肺，络心系。气盛则厥逆，上冲肠胃，熏肝，散于肓，结于脐。故取之肓原以散之，刺太阴以予之，取厥阴以下之，取巨虚下廉以去之，按其所过之经以调之。

【译文】

腹中常有鸣响，有气上冲至胸中，不能久立，这是病邪在大肠的表现，应针刺气海穴、上巨虚穴和足三里穴。小腹部牵引睾丸疼痛，并连及腰背和脊骨，向上冲至心胸部位，这是病邪在小肠的表现。小肠连于睾丸的系脉，向后附属于脊椎，其经脉向上贯通肝肺，绕络于心系。因此，小肠邪气盛就会导致气机上逆，上冲肠胃，熏蒸肝脏，布散于肓膜，结聚于脐部。所以要取气海穴来散其结聚之邪气，针刺手太阴肺经的腧穴来补肺虚，针刺足厥阴肝经的腧穴来泻肝实，取小肠经的合穴下巨虚穴来祛除邪气，根据其病邪所经过的经脉来调治。

【原文】

善呕，呕有苦，长太息，心中憺憺，恐人将捕之，邪在胆，逆在胃，胆液泄则口苦，胃气逆则呕苦，故曰呕胆。取三里以下胃气逆，刺少阳血络以闭胆逆，却调其虚实，以去其邪。饮食不下，膈塞不通，邪在胃脘。在上脘则刺抑而下之，在下脘则散而去之。

【译文】

病人时常呕吐、吐苦水、长叹气，心中惝惘不安，就像害怕有人将来抓捕他一样，这是病邪在胆而邪气横逆于胃的表现，胆汁外泄就会感觉口苦，胃气上逆就会导致吐苦水，所以称为呕胆。治疗这种疾病，应取足三里穴来使上逆的胃气下降，针刺足少阳胆经的血络来抑制胆气上逆，再根据病证的虚实来祛除病邪。病人吃不下饭，隔膜阻塞不通，这是病邪在胃脘的表现。病邪在上脘就针刺上脘的穴位，来使上逆之气下降；病邪在下脘就刺下脘的穴位，来疏散病邪之气。

【原文】

小腹痛肿，不得小便，邪在三焦约，取之太阳大络，视其络脉与厥阴小络结而血者，肿上及胃脘，取三里。

【译文】

小腹肿痛，不能小便，这是病邪在三焦的表现，治疗时应取足太阳经的大络委阳穴，看它的络脉与足厥阴经的小络交结处是否有聚结瘀血的现象，如果肿势向上延及胃脘部，就取足三里穴来针刺治疗。

【原文】

睹其色，察其目，知其散复者，视其目色，以知病之存亡也。一其形，听其动静者，持气口人迎，以视其脉。坚且盛且滑者，病日进；脉软者，病将下；诸经实者，病三日已。气口候阴，人迎候阳也。

【译文】

    所谓的"睹其色，察其目，知其散复者"，就是要察看病人的面色，观察病人的眼神，方能知道病邪的存留与消失的情况。所谓的"一其形，听其动静者"，是要审查病人的形态、动静，诊察病人气口、人迎的脉象。脉象坚实、强盛且滑利的，病情就会日渐加重；脉象虚软的，病邪就将衰退；各经脉的脉气充实的，三天后就能痊愈。"气口候阴，人迎候阳也"，就是说气属肺脉，主候人体的阴气，人迎属胃脉，主候人体的阳气。

卷之五

五邪第二十

【题解】

五邪，是指五脏的邪气。本篇的重点是在四时气一篇中论述关于四时之邪气伤及人体的症状和适合的针刺治疗方法的基础上，进一步论述了邪气侵伤五脏的症状及适合的针刺治疗方法。

【原文】

邪在肺，则病皮肤痛，寒热，上气喘，汗出，咳动肩背。取之膺中外腧，背三节五脏之傍。以手疾按之，快然，乃刺之；取之缺盆中，以越之。

【译文】

如果病邪在肺脏，就会导致皮肤疼痛，恶寒发热，气上逆而喘，出汗，咳嗽时牵引动肩背部作痛。对治这类病证，应取胸部外侧腧穴中的中府穴、云门穴，以及背部第三脊椎骨旁的肺腧穴。进针之前，先用手快速按压穴位处，当患者有了舒适感后，再进针；同时取缺盆正中间的天突穴，以引导肺中的邪气从上而出。

【原文】

邪在肝，则两胁中痛，寒中，恶血在内，行善掣节，时脚肿。取之行间，以引胁下；补三里，以温胃中；取血脉，以散恶血；取耳间青脉，以去其掣。

【译文】

如果病邪在肝脏，就会导致两胁疼痛，中焦脾胃寒气偏盛，恶血滞留体内，行走时关节不利，时常有脚肿的症状。对治这类病证，应取足厥阴肝经的荥穴行间穴，以引导胁肋间的郁结之气下行，从而缓解胁肋痛；并补足三里穴，以温中焦脾胃，并针刺本经的络脉，以散除其中的瘀血；并刺耳轮后青络上的瘀脉穴，以除去掣痛的症状。

【原文】

邪在脾胃，则病肌肉痛。阳气有余，阴气不足，则热中善饥；阳气不足，阴气有余，则寒中肠鸣腹痛；阴阳俱有余，若俱不足，则有寒有热。皆调于三里。

【译文】

如果邪气在脾胃，就会导致肌肉痛。如果阳气有余，阴气不足，就会导致胃腑阳热之邪盛而感到胃中灼热，消食善饥；如果阳气不足，阴气有余，就会导致脾气虚寒而出现肠鸣、腹痛的症状；如果阴气和阳气都有余或都不足，就会导致寒证或热证的出现。对这些病证，都取足阳明经的足三里穴来调治。

【原文】

邪在肾，则病骨痛，阴痹。阴痹者，按之而不得，腹胀腰痛，大便难，肩背颈项痛，时眩。取之涌泉、昆仑，视有血者，尽取之。

【译文】

如果邪气在肾脏，就会导致骨痛、阴痹。阴痹，就是在体表触按不到病处，症状主要表现为腹部胀满，腰酸痛，大便困难，肩、背、颈、项部都出现屈伸不利的疼痛，时常感觉眩晕。对治这类病证，应取涌泉和昆仑穴，如有瘀血的现象，就针刺放血。

【原文】

邪在心，则病心痛，喜悲，时眩仆。视有余不足而调之其输也。

【译文】

如果邪气在心脏，就会导致心痛，情绪悲伤，时常感觉眩晕，甚至昏倒。对这类病证，应根据其阴阳气血的有余和不足，取本经的腧穴来进行调治。

卷之六

师传第二十九

【题解】

师传，从临床实践中，接受先师传授下来的宝贵经验。本篇首先强调了医生临床思维方法的重要性，提出了"顺"与"便"两个对临证具有一般指导意义的范畴，最后论述了"从外知内"的诊断机理，如此来说明望诊的重要性。

【原文】

黄帝曰：余闻先师，有所心藏，弗著于方。余愿闻而藏之，则而行之。上以治民，下以治身，使百姓无病。上下和亲，德泽下流。子孙无忧，传于后世，无有终时。可得闻乎？

岐伯曰：远乎哉问也！夫治民与自治，治彼与治此，治小与治大，治国与治家，未有逆而能治之也，夫惟顺而已矣。顺者，非独阴阳脉论气之逆顺也，百姓人民皆欲顺其志也。

【译文】

黄帝说：我听说先师有许多治病的心得，没有记载在书籍中。我想知道这些心得，并把它们保存下来，作为准则加以推广，在上可以治理百姓，在下可以修养身心，使百姓没有病痛之苦。上下和睦亲善，恩德教泽在民间流传。子孙后代都没有病痛的忧虑，传于后代，永远流传。所有这些先师的心得，我都可以了解吗？

岐伯说：你的问题很深远啊！治理百姓和修养身心，治理那

灵枢经

里和治理这里，处理小事和处理大事，治理国家和治理家庭，从来没有用逆其情的方法而能治理好的，只有顺其情才能治理得好。顺其情，不仅是指阴阳、经脉、营卫之气的顺逆，对待人民百姓也要顺从他们的意愿。

【原文】

黄帝曰：顺之奈何？

岐伯曰：入国问俗，入家问讳，上堂问礼，临病人问所便。

黄帝曰：便病人奈何？

岐伯曰：夫中热消瘅则便寒，寒中之属则便热。胃中热则消谷，令人悬心善饥。脐以上皮热，肠中热，则出黄如糜。脐以下皮寒，肠中寒，则肠鸣飧泄。胃中寒，肠中热，则胀而且泄。胃中热，肠中寒，则疾饥，小腹痛胀。

【译文】

黄帝问：怎么才算是顺其情呢？

岐伯说：去到一个国家，要先问清楚当地的民俗风情，去到别人家里，要先问清楚其家里的忌讳，登堂要先问清楚人家的礼节，治疗病人，要先问清楚病人觉得怎样比较舒适。

黄帝问：怎样让病人觉得比较舒适呢？

岐伯说：对于体内有热患消瘅病的人，适合用寒治法，而内寒的寒中病适合用热治法。胃中有热，食物就消化得快，使人心悬，常有饥饿感。肚脐以上的皮肤发热，是肠中有热，排出的粪便就会像糜烂的粥一样烂黄。肚脐以下的皮肤发寒，是肠中有寒，就会肠鸣、大便清稀且有不消化之食物残渣。胃中有寒，肠中有热，就会出现腹胀、腹泻的症状。胃中有热，肠中有寒，就会总感觉饥饿且小腹胀痛。

【原文】

黄帝曰：胃欲寒饮，肠欲热饮，两者相逆，便之奈何？且夫王公大人血食之君，骄恣从欲，轻人，而无能禁之，禁之则逆其志，顺之则加其病，便之奈何？治之何先？

岐伯曰：人之情，莫不恶死而乐生。告之以其败，语之以其善，导之以其所便，开之以其所苦。虽有无道之人，恶有不听者乎？

【译文】

黄帝说：胃中有热却想吃寒冷的饮食，肠中有寒却想吃热的饮食，寒热两者性质相反，应该怎样治疗呢？特别是王公贵族、喜欢吃肉的君主，总是骄恣纵欲，轻视别人，让他们禁吃不利身体的食物就会拂逆其意愿，但顺从他们的意愿就会加重病情，怎么办呢？要先从哪一方面入手呢？

岐伯说：人之常情，人都害怕死，而喜欢活着。告诉他们哪些东西对他们的身体有害，哪些东西对他们的身体有利，引导他们做适宜的事情，解除他们心中患病的痛苦，即使有不讲情理的人，又怎么会不听从劝告呢？

【原文】

黄帝曰：治之奈何？

岐伯曰：春夏先治其标，后治其本；秋冬先治其本，后治其标。

【译文】

黄帝问：怎样治疗呢？

岐伯说：如果是春夏季，就要先治在外的标病，后治在内的本病；如果是秋冬季，就要先治在内的本病，后治在外的标病。

【原文】

黄帝曰：便其相逆者奈何？

岐伯曰：便此者，食饮衣服，亦欲适寒温。寒无凄怆，暑无出汗。食饮者，热无灼灼，寒无沧沧，寒温中适。故气将持，乃不致邪僻也。

【译文】

黄帝问：怎样治疗喜好与病情相逆的病人呢？

岐伯说：要使这样的病人感觉舒适，在饮食、衣服上，要使他寒热适宜。天冷时多加衣服，不让他着凉；天热时要少穿衣服，以免热得出汗。在饮食方面，不要吃得过烫或过凉，温度要适中。这样正气才能内守，才不会导致外邪之气侵入体内。

【原文】

黄帝曰：《本脏》以身形支节䐃肉，候五脏六腑之小大焉。今夫王公大人，临朝即位之君而问焉，谁可扪循之而后答乎？

岐伯曰：身形支节者，脏腑之盖也，非面部之阅也。

【译文】

黄帝说：《本脏》一篇认为可以根据人体的外形、四肢、关节、䐃肉等情况，来观察五脏六腑的大小。如果王公大人和临朝即位的君主问到这个问题，谁有胆子捏摸他们的身体然后做出回答呢？

岐伯说：人体的形体肢节，是覆盖着五脏六腑的，与五脏六腑相连相通，因而可以通过人体的形体肢节来观察五脏六腑的情况，但这不是仅凭观察面部就能了解其内的。

【原文】

黄帝曰：五脏之气，阅于面者，余已知之矣，以肢节而阅之奈何？

岐伯曰：五脏六腑者，肺为之盖，巨肩陷咽，候见其外。

黄帝曰：善。

岐伯曰：五脏六腑，心为之主，缺盆为之道，骭骨①有余，以候髑骬②。

黄帝曰：善。

岐伯曰：肝主为将，使之候外，欲知坚固，视目小大。

黄帝曰：善。

岐伯曰：脾主为卫，使之迎粮，视唇舌好恶，以知吉凶。

黄帝曰：善。

岐伯曰：肾主为外，使之远听，视耳好恶，以知其性。

【注释】

①骷（guā）骨：肩端骨。②髑骬（hé yú）：胸骨剑突下部位，也称鸠尾、尾翳，此处指心。

【译文】

黄帝说：五脏的精气，能够从观察面部而了解，我已经了解这点了，但怎么从观察肢节去了解呢？

岐伯说：五脏六腑，肺的位置最高，就像顶盖一样，可从肩骨的高突和咽喉的凹陷外形来了解肺部的情况。

黄帝说：说得好。

岐伯说：五脏六腑，以心为主宰，以缺盆作为气血的通道，肩骨两端的距离较大，可以推测缺盆骨的部位和形态，从而了解心脏的大小。

黄帝说：说得好。

岐伯说：肝就像五脏六腑的将军一样，用它来抵抗外邪，想要了解肝是不是紧固，可以观察眼睛的大小。

黄帝说：说得好。

岐伯说：脾主要捍卫全身的健康，用它来接受水谷的精微之气，再将其运送到身体各部分，观察嘴唇和舌头对食物的喜好，就能了解脾的健康与否。

黄帝说：说得好。

岐伯说：肾气通于耳而主外，用它来听取远处的声音，观察耳朵听力的好坏，就可以了解肾的功能。

【原文】

黄帝曰：善。愿闻六腑之候。

岐伯曰：六腑者，胃为之海，广骸、大颈、张胸，五谷乃容；鼻隧以长，以候大肠；唇厚、人中长，以候小肠；目下果①大，其胆乃横；鼻孔在外，膀胱漏泄，鼻柱中央起，三焦乃约。此所以候六腑者也。上下三等，脏安且良矣。

【注释】

①果：通"裹"。

【译文】

黄帝说：讲得好。我还想了解怎样从形体了解六腑的情况。

岐伯说：六腑中，以胃为水谷之海，如果一个人骨架宽阔、颈项粗大、胸部扩张，那他的胃容纳的五谷就多；从鼻道的长短可以了解大肠的情况；（从）嘴唇的厚度，人中的长度，可以了解小肠的情况；下眼泡大，表明胆不正常；鼻孔向上显露，表明膀胱不固有漏泄症状，鼻梁中央隆起，表明三焦强壮。这些就是通过人体的外形来了解六腑情况的方法。人体身形的上中下三部分相称合谐，内脏就安定而且健康。

决气第三十

【题解】

决，分别、辨别的意思。气，精、气、津、液、血、脉六种气。本篇的重点是论述人体之气（主要是水谷精微之气）分为精、气、津、液、血、脉六种，并详细阐述了它们各自的生理功能和病变特征。

【原文】

黄帝曰：余闻人有精、气、津、液、血、脉，余意以为一气耳，乃辨为六名，余不知其所以然。

岐伯曰：两神相搏，合而成形，常先身生，是谓精。

何谓气？

岐伯曰：上焦开发，宣五谷味，熏肤、充身、泽毛，若雾露之溉，是谓气。

何谓津？

岐伯曰：腠理发泄，汗出溱溱①，是谓津。

何谓液？

岐伯曰：谷入气满，淖泽注于骨，骨属屈伸。泄泽，补益脑髓，皮肤润泽，是谓液。

何谓血？

岐伯曰：中焦受气取汁，变化而赤，是谓血。

何谓脉？

岐伯曰：雍遏营气，令无所避，是谓脉。

【注释】

①溱溱（zhēn）：形容汗出很多的样子。

【译文】

黄帝说：我听说人体有精、气、津、液、血、脉，我本以为这不过是一种气罢了，现在却把它分为六种，我不明白为什么要这样分类。

岐伯说：男女交媾之后，会产生新的形体，在形体出现以前构成形体的基本物质，就叫作精。

什么叫作气？

岐伯说：从上焦开发，发散五谷之精微，滋养皮肤，充实身体，润泽毛发，就像晨雾雨露滋润万物一样，就叫作气。

什么叫作津？

岐伯说：从皮肤、肌肉的纹理发泄出来，出的汗很多，就叫作津。

什么叫作液？

岐伯说：谷物入胃，精气充满全身，湿润的汁液渗入骨髓，使骨关节屈伸自如。渗出的液体，在内可滋补脑髓，在外使皮肤润泽，就叫作液。

什么叫作血？

岐伯说：中焦脾胃接受五谷的精微，吸收汁液的精华，经过变化而化生成红色的液体，就叫作血。

什么叫作脉？

岐伯说：像设置堤防一样限制气血的流动，使之无所回避地顺着固定的通道到达身体各部位，就叫作脉。

【原文】

黄帝曰：六气者，有余不足，气之多少，脑髓之虚实，血脉之清浊，何以知之？

岐伯曰：精脱者，耳聋；气脱者，目不明；津脱者，腠理开，汗大泄；液脱者，骨属屈伸不利，色夭，脑髓消，胫酸，耳数鸣；血脱者，色白，夭然不泽；脉脱者，其脉空虚。此其候也。

【译文】

黄帝说：六气在体内是有余还是不足，比如精气是多是少，胸髓里的津液是虚是实，血脉是清是浊，怎样才能了解呢？

岐伯说：精虚的人，会耳聋；气虚的人，眼睛会看不清；津虚的人，皮肤、肌肉的纹理会张开，大汗淋漓；液虚的人，骨关节会屈伸不灵，面色黯淡，脑髓不充，小腿酸痛，常常耳鸣；血虚的人，面色苍白，黯淡无光；脉虚的人，脉象空虚无神。这些就是人体内六气是有余还是不足的表现。

【原文】

黄帝曰：六气者，贵贱何如？

岐伯曰：六气者，各有部主①也，其贵贱善恶，可为常主，然五谷与胃为大海也。

【注释】

①各有部主：指六气各有所主之部。肾主精、脾主津液、肺主气、心主脉、肝主血。

【译文】

黄帝说：六气之中，怎样区分主次呢？

岐伯说：六气各有所主的脏器，六气的主次好坏，主要是根据它们所主的脏器的作用来划分的，但五谷和胃都是六气化生而成的源泉。

卷之七

顺气一日分为四时第四十四

【题解】

顺气，是指治疗疾病要顺应一日中的阴阳变化。一日分为四时，是指把一日的阴阳变化按照春、夏、秋、冬四季的阴阳变化来分析。本篇的重点是论述怎样把一日分为春夏秋冬四季，以及疾病有旦慧、昼安、夕加、夜甚的变化及原理，并说明了有些疾病不按此规律发生变化的原因。

【原文】

黄帝曰：夫百病之所始生者，必起于燥湿、寒暑、风雨、阴阳、喜怒、饮食、居处。气合而有形，得脏而有名，余知其然也。夫百病者，多以旦慧昼安，夕加夜甚，何也？

岐伯曰：四时之气使然。

【译文】

黄帝说：百病的发生，一定是由于燥湿、寒暑、风雨等外界变化和阴阳、喜怒、饮食或居住失常等内伤所致。邪气进入人体，就会有症状显现，邪气进入内脏，就会引起不同名称的疾病，这点我已经了解了。很多疾病多是在早晨清爽，白天安静，傍晚病情加重，夜间最严重，这是为什么呢？

岐伯说：这是四时之气导致的。

【原文】

黄帝曰：愿闻四时之气。

岐伯曰：春生夏长，秋收冬藏，是气之常也，人亦应之。以一日分为四时，朝则为春，日中为夏，日入为秋，夜半为冬。朝则人气始生，病气衰，故旦慧；日中人气长，长则胜邪，故安；夕则人气始衰，邪气始生，故加；夜半人气入藏，邪气独居于身，故甚也。

【译文】

黄帝说：我想了解四时之气的情况。

岐伯说：春天生发、夏天成长、秋天收敛、冬天闭藏，这是四季气候变化的规律，人体也与之相应。将一天分为四时，早晨就是春天，中午就是夏天，傍晚就是秋天，夜半就是冬天。早晨人体正气开始上升，病气衰落，所以病人在早晨感觉神清气爽；中午时人体正气最盛，正气最盛就会胜过邪气，所以白天病人安静；傍晚时人体正气开始衰落，邪气开始生长，所以病人感觉病情加重；夜半时人体正气闭藏，邪气独占全身，所以病情最为严重。

【原文】

黄帝曰：其时有反者，何也？

岐伯曰：是不应四时之气，脏独主其病者，是必以脏气之所不胜时者甚，以其所胜时者起也。

黄帝曰：治之奈何？

岐伯曰：顺天之时，而病可与期。顺者为工，逆者为粗。

【译文】

黄帝问：疾病的轻重变化时常与一天的四时之气不合，这是什么缘故呢？

岐伯说：这是疾病与四时之气不相应，只由内脏决定病情的缘故，这样的疾病必定会在受病五脏被时日所属之五行所克时，病情加重；在受病五脏与时日所属之五行相同或克制时日所属之五行时，病情好转。

黄帝问：怎么治疗呢？

岐伯说：顺应自然界时日的五行属性的变化来治疗，就有希

灵枢经

望治愈疾病。能这样做的医生，就是高明的医生，做不到这样的，就是粗陋无知的医生。

【原文】

黄帝曰：善。余闻刺有五变，以主五输，愿闻其数。

岐伯曰：人有五脏，五脏有五变，五变有五输，故五五二十五输，以应五时。

【译文】

黄帝说：说得对。我听说针刺的方法有五种变化，以井、荥、输、经、合这五种输穴为主，我希望知道其中的规律。

岐伯说：人有五脏，与五脏相应的有五时、五日、五音、五色、五味的变化，每种变化都有五种腧穴与之相应，所以有五五二十五个腧穴，与一年之中的五季相应。

【原文】

黄帝曰：愿闻五变。

岐伯曰：肝为牡脏[1]，其色青，其时春，其日甲乙，其音角，其味酸；心为牡脏，其色赤，其时夏，其日丙丁，其音徵，其味苦；脾为牝脏[2]，其色黄，其时长夏，其日戊己，其音宫，其味甘；肺为牝脏，其色白，其时秋，其日庚辛，其音商，其味辛；肾为牝脏，其色黑，其时冬，其日壬癸，其音羽，其味咸。是为五变。

【注释】

①牡脏：五脏中之属于阳者为牡脏，心、肝二脏为牡脏。②牝（pìn）脏：五脏中之属于阴者为牝脏，脾、肺、肾三脏为牝脏。

【译文】

黄帝说：我希望知道五脏的五种变化。

岐伯说：肝属木，为阳脏，在五色里为青，在五时中为春，在五日为甲乙，在五音中为角，在五味中为酸；心属火，为阳脏，在五色里为赤，在五时里为夏，在五日为丙丁，在五音中为徵，在五味中为苦；脾属土，为阴脏，在五色中为黄，在五时中为长夏（即六月），在五日为戊己，在五音中为宫，在五味中为甜；肺属金，为阴脏，在五色中为白，在五时中为秋，在五日为庚辛，在五音中为商，在五味为辛；肾属水，为阴脏，在五色中为黑，在五时中为冬，在五日为壬癸，在五音中为羽，在五味中为咸。这些就是五脏的五种变化。

【原文】

黄帝曰：以主五输，奈何？

岐伯曰：脏主冬，冬刺井；色主春，春刺荥；时主夏，夏刺输；音主长夏，长夏刺经；味主秋，秋刺合。是谓五变，以主五输。

【译文】

黄帝问：五脏的五种变化所主的五个输穴，是怎样的呢？

岐伯说：五脏主冬，所以在冬季应针刺五脏的井穴；五色主春，所以在春季应针刺五脏的荥穴；五时主夏，所以在夏季应针刺五脏的输穴；五音主长夏，所以在长夏时节应针刺五脏的经穴；五味主秋，所以在秋季应针刺五脏的合穴。这就是所谓的五脏的五种变化所主五输穴的情况。

【原文】

黄帝曰：诸原安和，以致六输？

岐伯曰：原独不应五时，以经合之，以应其数，故六六三十六输。

【译文】

黄帝问：六腑的原穴如何配合，才能成为六输呢？

岐伯说：只有原穴不与五时相应和，而是归属于本经的经穴，以对应五时六输之数，所以是六六三十六个腧穴。

【原文】

黄帝曰：何谓脏主冬，时主夏，音主长夏，味主秋，色主春？愿闻其故。

岐伯曰：病在脏者，取之井；病变于色者，取之荥；病时间时甚者，取之输；病变于音者，取之经；经满而血者，病在胃，及以饮食不节得病者，取之于合，故命曰味主合。是谓五变也。

【译文】

黄帝说：什么叫五脏主冬，五时主夏，五音主长夏，五味主秋，五色主春？我希望了解其中的道理。

岐伯说：病邪在五脏的，取井穴来针刺治疗；病变显现在面色上的，取荥穴来针刺治疗；病情时轻时重的，取输穴来针刺治疗；疾病影响声音变化的，取经穴来针刺治疗；经脉盛满而有瘀血的，病邪在胃，以及由于饮食不加节制所致疾病的，取合穴来针刺治疗，所以称为味主合。这些就是五脏的五种变化的针刺法则。

外揣第四十五

【题解】

外，外在形态。揣，揣摩或推测。外揣，是指从人体的外在形态推测体内脏腑、经脉、气血的变化。本篇的重点是强调阴阳内外的密切联系与相互影响，说明从外以知内的道理，从而启发人们从外表的五音、五色等变化中，来推测出内在五脏的病变。

【原文】

黄帝曰：余闻九针九篇，余亲受其词，颇得其意。夫九针者，始于一而终于九，然未得其要道也。夫九针者，小之则无内，大之则无外，深不可为下，高不可为盖。恍惚无穷，流溢无极。余知其合于天道、人事、四时之变也。然余愿杂之毫毛，浑束为一，可乎？

岐伯曰：明乎哉问也！非独针道焉，夫治国亦然。

【译文】

黄帝说：我听了有关九针的九篇论述，亲身领略了其中的智慧，深刻了解了其中的道理。九针，从一开始，到九终结，道理深刻，但我还没有完全掌握其中的主要原理。九针的道理，精细得不能再精细，广博得不能再广博，深得不能再深，高得不能再高。它真是奥妙无穷，包罗万象。我知道九针的针道是顺应天道、人事、四季的变化的，而我想集结起这些细如毫毛的论述，归纳成一个总纲，可以吗？

岐伯说：您问得太高明了！不仅针道需要归纳一个总纲，治理国家也是如此。

【原文】

黄帝曰：余愿闻针道，非国事也。

岐伯曰：夫治国者，夫惟道焉。非道，何可小大深浅，杂合而为一乎？

【译文】

黄帝说：我想了解的是针道，而不是国事。

岐伯说：治理国家，就是要有一个一以贯之的道。没有一个一以贯之的道，怎么可能把大小、深浅不一的事务，整合成一个总纲呢？

【原文】

黄帝曰：愿卒闻之。

岐伯曰：日与月焉，水与镜焉，鼓与响焉。夫日月之明，不失其影；水镜之察，不失其形；鼓响之应，不后其声。动摇则应和，尽得其情。

【译文】

黄帝说：我希望听你详细地说一说。

岐伯说：这可用日与月、水与镜、鼓与响来比喻。日月照耀万物，能照出物体的影子；水和镜子富有光泽，能照出物体的形状；击鼓作响，其声紧随而来。所以形和影、声和响都是相互应和的，了解了这个道理，就能完全掌握针刺的原则了。

【原文】

黄帝曰：窘乎哉！昭昭之明不可蔽。其不可蔽，不失阴阳也。合而察之，切而验之，见而得之，若清水明镜之不失其形也。五音不彰，五色不明，五脏波荡，若是则内外相袭，若鼓之应桴，响之应声，影之似形。故远者司外揣内，近者司内揣外。是谓阴阳之极，天地之盖。请藏之灵兰之室，弗敢使泄也。

【译文】

黄帝说：这个问题说起来真是难啊！但真理是不能被遮蔽的。真理之所以不能被遮蔽，是因为它没有离开阴阳相对这个原理。诊病时，要综合病人的各种情况来观察它，用切诊来验证脉象，用望诊来掌握病证的外在表现，就会像清水明镜照应物体而不失去物体形状一样准确地诊断病证。如果人的声音不响亮，气色晦暗不鲜明，五脏就会动摇不安定，这就是内外相互联系的表现，就如同鼓与鼓槌相应和，击鼓和鼓发出的响声相应和，影子和形体相随一样。所以，从远处观察人体外部的声音气色就可以推知内脏的变化，从近处观察人体内脏的变化就可以推知声音气色等外在的表现。这就是所谓的掌握阴阳变化的最高阶段，天地的变化也尽在其中了。请将它珍藏在灵兰之室，不敢使它散失。

五变第四十六

【题解】

五变，指五种变化。本篇的重点是论述风、痹、消瘅、寒热、积聚五种病证患者的不同体质类型及发病机制，并借用以刀斧砍伐木材的五种变化，来比喻说明人体内因和外因的关系。

【原文】

黄帝问于少俞曰：余闻百疾之始期也，必生于风雨寒暑，循毫毛而入腠理。或复还，或留止，或为风肿汗出，或为消瘅，或为寒热，或为留痹，或为积聚。奇邪淫溢，不可胜数，愿闻其故。夫同时得病，或病此，或病彼，意者天之为人生风乎，何其异也？

少俞曰：夫天之生风者，非以私百姓也。其行公平正直，犯者得之，避者得无殆，非求人而人自犯之。

【译文】

黄帝问少俞说：我听说各种疾病最初发病时，必定是由于外感风雨寒暑的变化，外邪循着毫毛孔侵入腠理间。邪气进入体内后或是传变，或是留止不动，或是化为风肿出汗，或是发展成为消瘅，或是发展成为寒热病，或是发展成为久痹，或是发展成为病邪积聚留在体内。病邪之气在体内散漫侵扰，引发的病证不可胜数，我希望知道其中的原理。人同时生病，但有的人得这种病，有的人得那种病，我觉得是自然界为各种人生成了不同的风邪，否则为什么每个人得的病不同呢？

少俞说：自然界生成的风邪，不会偏私某一个人。它的运行公平正直，触犯它的人就会得病，能够防避它的人就不会受到它的危害，不是风邪找人，而是人自己去触犯风邪而生病。

【原文】

黄帝曰：一时遇风，同时得病，其病各异，愿闻其故。

少俞曰：善乎哉问！请论以比匠人。匠人磨斧斤，砺刀削，斫材木。木之阴阳，尚有坚脆。坚者不入，脆者皮弛。至其交节，而缺斤斧焉。夫一木之中，坚脆不同。坚者则刚，脆者易伤。况其材木之不同，皮之厚薄，汁之多少，而各异耶。夫木之早花先生叶者，遇春霜烈风，则花落而叶萎。久曝大旱，则脆木薄皮者，枝条汁少而叶萎。久阴淫雨，则薄皮多汁者，皮渍而漉。卒风暴起，则刚脆之木，枝折杌①伤。秋霜疾风，则刚脆之木，根摇而叶落。凡此五者，各有所伤，况于人乎。

【注释】

①杌（wù）：树干。

【译文】

黄帝说：人们同时遇到风邪，同时得病，但得的病却各不相同，我希望知道其中的原因。

少俞说：问得很好！请让我拿匠人来比喻说明吧。匠人把斧子、砍刀磨锋利，用来砍削木材。木材的阴面和阳面，有坚硬和脆薄的分别。木材坚硬的一面，斧子、砍刀不易砍入；木材脆薄的一面，容易被分离裂开。至于树木坚硬的结节处，甚至能让斧子的刀刃崩缺。一块木头之中，尚且有坚硬和脆薄的不同，坚硬处刚强，脆薄处易被损伤。更何况各类树木的材质不同，树皮的厚薄不同，树汁的多少也不同。早开花先生叶的树木，一旦遇到春天的冰霜和凛冽的寒风，就会花落叶萎。长时间经受太阳暴晒、大旱而松脆薄皮的树木，枝条中的汁液就会减少而导致树叶枯萎。长时间经受阴天和绵绵细雨而薄皮多汁的树木，树皮就会溃烂渗水。狂风暴起，刚脆树木的枝条就会折断，就会损伤树干。遇到秋天的冰霜疾风，刚脆树木的树根就会动摇，树叶就会飘落。以上这五种树木的情况，分别有不同损伤，更何况人呢。

【原文】

黄帝曰：以人应木奈何？

少俞答曰：木之所伤也，皆伤其枝。枝之刚脆而坚，未成伤也。人之有常病也，亦因其骨节皮肤腠理之不坚固者，邪之所舍也，故常为病也。

【译文】

黄帝问：将人与树木相比，会是怎样的情况呢？

少俞说：树木受到的损伤，都伤在枝条上。如果树木的枝条刚脆且坚韧，就未必会受到损伤。人之所以经常生病，也是因为人体的骨节、皮肤、腠理不坚固，病邪就容易在这些地方侵入留滞，所以人才会经常生病。

【原文】

　　黄帝曰：人之善病风厥漉汗者，何以候之？

　　少俞答曰：肉不坚，腠理疏，则善病风。

　　黄帝曰：何以候肉之不坚也？

　　少俞答曰：䐃肉不坚，而无分理。理者粗理，粗理而皮不致者，腠理疏。此言其浑然者。

【译文】

　　黄帝问：容易患风厥病而汗出不止的人，有什么特征吗？

　　少俞回答说：肌肉不坚实，腠理就会疏松，就容易被风邪侵袭而患风厥病。

　　黄帝问：怎样来诊断一个人的肌肉不坚实呢？

　　少俞回答说：一个人的肩、肘、髀、膝等隆起处的肌肉不坚实，又没有皮肤的纹理，就表明这个人的肌肉不坚实。皮肤的纹理粗疏，就表明皮肤不细密，腠理就疏松，就容易感受风邪。这说的是大致的情形。

【原文】

　　黄帝曰：人之善病消瘅者，何以候之？

　　少俞答曰：五藏皆柔弱者，善病消瘅。

　　黄帝曰：何以知五藏之柔弱也？

　　少俞答曰：夫柔弱者，必有刚强，刚强多怒，柔者易伤也。

　　黄帝曰：何以候柔弱之与刚强？

　　少俞答曰：此人薄皮肤而目坚固以深者，长冲①直扬，其心刚，刚则多怒，怒则气上逆，胸中蓄积，血气逆留，臑②皮充肌，血脉不行，转而为热，热则消肌肤，故为消瘅。此言其人暴刚而肌肉弱者也。

【注释】

①冲：应为"衡"，指眉毛。②腂（kuān）：身体。

【译文】

黄帝问：容易患消瘅病的人，有什么特征吗？

少俞回答说：五脏都柔弱的人，就容易患消瘅病。

黄帝问：怎样来诊察五脏的柔弱呢？

少俞回答说：五脏柔弱的人，一定是性情刚强的，性情刚强就经常发怒，柔弱的五脏就容易受到损伤。

黄帝问：怎样来诊察五脏的柔弱与性情的刚强呢？

少俞回答说：这种人皮肤薄而且目光坚定，眼睛深邃，眉毛竖起，性情刚强。性情刚强就会经常发怒，发怒就会使气上逆，蓄积在胸中，导致血气逆行且滞留不畅，肌肉皮肤肿胀，血脉不能通行，气血瘀积就会转而发热，发热就会消耗肌肉皮肤，因此成为消瘅。这些话就是说那些性情暴烈刚强而肌肉柔弱的人。

【原文】

黄帝曰：人之善病寒热者，何以候之？

少俞答曰：小骨弱肉者，善病寒热。

黄帝曰：何以候骨之小大，肉之坚脆，色之不一也？

少俞答曰：颧骨者，骨之本也。颧大则骨大，颧小则骨小。皮肤薄而其肉无䐃，其臂懦懦然，其地色炱①然，不与其天同色，污然独异，此其候也。然臂薄者，其髓不满，故善病寒热也。

【注释】

①炱（tái）：黑色。

【译文】

黄帝问：容易患寒热病的人，有什么特征吗？

少俞回答说：骨骼细小而且肌肉脆弱的人，就容易患寒热病。

黄帝问：怎样来诊察骨骼的大小、肌肉的坚脆、气色的不同呢？

少俞回答道：面部的颧骨，是全身骨骼的根本。颧骨大，全身骨骼就大，颧骨小，全身骨骼就小。皮肤薄弱而且肌肉无法隆起的，手臂就会柔弱无力，下巴的气色也黯淡无光，与面部的气色不一致，就像蒙上了一层污垢似的，这就是骨骼细小而且肌肉柔弱的人的特征。而手臂的肌肉薄弱无力，其骨髓也就不满而虚，所以就容易患寒热病。

【原文】

黄帝曰：何以候人之善病痹者？

少俞答曰：粗理而肉不坚者，善病痹。

黄帝曰：痹之高下有处乎？

少俞答曰：欲知其高下者，各视其部。

【译文】

黄帝问：容易患痹病的人，有什么特征吗？

少俞回答道：皮肤的纹理粗疏而且肌肉不坚实的人，就容易患痹病。

黄帝问：患痹病的部位，在身体上下有固定的地方吗？

少俞回答道：要想知道痹病在身体部位的高下，就必须观察五脏的分布情况。

【原文】

黄帝曰：人之善病肠中积聚者，何以候之？

少俞答曰：皮肤薄而不泽，肉不坚而淖泽，如此则肠胃恶，恶则邪气留止，积聚乃伤。脾胃之间，寒温不次，邪气稍至，稽①积留止，大聚乃起。

【注释】

①稽（xù）：古同"蓄"，积蓄。

【译文】

黄帝问：容易患肠中积聚病的人，有什么特征吗？

少俞回答说：皮肤薄弱而且没有光泽，肌肉不坚实而且缺乏润泽，这样的人就会肠胃功能不好，肠胃功能不好，就会使邪气留滞肠胃中，邪气积聚起来就会损伤肠胃。脾胃之间，如果寒温不调和，邪气就会渐渐侵入，就会蓄积留滞，从而形成严重的积聚病。

【原文】

黄帝曰：余闻病形，已知之矣，愿闻其时。

少俞答曰：先立其年，以知其时。时高则起，时下则殆。虽不陷下，当年有冲通，其病必起，是谓因形而生病。五变之纪也。

【译文】

黄帝说：我已经知道了人们患病的外在特征，还希望了解时令对疾病的影响。

少俞回答说：首先要确立一年的气候变化规律，然后再掌握各个时节的气候情况。凡是气候有利于身体时，病情就会好转；凡是气候不利于身体时，病情就会加重。有的时候虽然气候并不会对身体不利，但因为该年的年运之气与人体不相适应，也会引发疾病，这就是所谓的因人身体素质不同而生病的情况。这就是五变引发疾病的纲要。

卷之八

五色第四十九

【题解】

五色，本指青、赤、黄、白、黑五种色泽，此处指用五色分属五脏来进行临床诊断。本篇的重点是论述五脏与肢节的病变在面部的颜色反应，指出人们可以根据面部色泽的变化来判断疾病的深浅、新久以及疾病的转归和预后等，可谓色诊的大纲。

【原文】

雷公问于黄帝曰：五色独决于明堂乎？小子未知其所谓也。

黄帝曰：明堂者，鼻也；阙者，眉间也；庭者，颜也；蕃者，颊侧也；蔽者，耳门也。其间欲方大，去之十步，皆见于外。如是者寿，必中百岁。

【译文】

雷公问黄帝说：观察面部的五色，只需要观察面部明堂的位置吗？我不太知道其中的道理。

黄帝回答说：明堂，就是鼻子；阙，就是两眉之间的部位；庭，就是前额部；蕃，就是两颊的外侧；蔽，就是耳门。这些部位之间都端正、宽大、丰隆，在十步开外的位置，都能一眼就看见。具备这种条件的人必定长寿，必然能享受百岁高寿。

【原文】

雷公曰：五官之辨奈何？

黄帝曰：明堂骨高以起，平以直。五藏次于中央，六府挟其两侧。首面上于阙庭，王宫①在于下极。五藏安于胸中，真色以致，病色不见。明堂润泽以清。五官恶得无辨乎？

雷公曰：其不辨者，可得闻乎？

黄帝曰：五色之见也，各出其色部。部骨陷者，必不免于病矣。其色部乘袭者，虽病甚，不死矣。

雷公曰：官五色奈何？

黄帝曰：青黑为痛，黄赤为热，白为寒。是谓五官。

【注释】

①王宫：心所属的下极（居两目之中）部位，即心在面部的对应部位。

【译文】

雷公问：怎样辨别面部五官的病色呢？

黄帝回答说：鼻骨高起，端正而平直。五脏在面部的相应部位依次排列在面部的中央，六腑在面部的相应部位则列于五脏相应部位的两旁。头面的情况，由在上的阙中和天庭反应；心的情况，由在两目之间的下极反应。胸腹内的五脏安定平和，五脏真气所化生的五色就会反应到面部，就不会显现异常的面色。鼻子的色泽明润清明。这样，五官的病色怎么会辨别不出来呢？

雷公问：不从观察五官来诊察五脏疾病的情况，你能够说给我听听吗？

黄帝回答说：五脏的病色，在面部都有各自固定的相应位置。如果面部的某个部位深陷入骨，就必定是发生了疾病。如果面部的某个部位出现了彼此相生的气色，即使病情严重，也不会死亡。

雷公问：怎样通过观察五色来诊察疾病呢？

黄帝回答说：青色和黑色主痛，黄色和红色主热，白色主寒。这就是通过观察五色变化来推断疾病的基本情况。

【原文】

雷公曰：病之益甚，与其方衰，如何？

黄帝曰：外内皆在焉。切其脉口滑小紧以沉者，病益甚，在中；人迎气大紧以浮者，其病益甚，在外。其脉口浮滑者，病日进；人迎沉而滑者，病日损。其脉口滑以沉者，病日进，在内；其人迎脉滑盛以浮者，其病日进，在外。脉之浮沉及人迎与寸口气小大等者，病易已。病之在脏，沉而大者，易已，小为逆；病在腑，浮而大者，其病易已。人迎盛坚者，伤于寒；气口盛坚者，伤于食。

【译文】

雷公问：怎样判断疾病是在逐渐加重，还是在减轻呢？

黄帝回答说：诊察疾病的情况，不但要运用色诊，还要结合脉诊。按切病人的寸口脉时，如果发现脉象滑、小、紧而沉，疾病就会逐渐加重，这是因为阴邪侵入了五脏；如果发现人迎脉大、紧而浮，疾病就会逐渐加重，这是因为阳邪侵入了六腑。如果发现病人的寸口脉浮滑，疾病就会逐日加重，这是因为五脏的阴邪在逐渐充盛；如果发现病人的人迎脉沉滑，病情就会逐日好转，这是因为六腑的阳邪在逐渐消退。如果发现病人的寸口脉沉滑，疾病就会逐日加重，这是因为五脏的阴邪在逐渐充盛。如果发现病人的人迎脉浮滑而盛大，疾病也会逐日加重，这是因为六腑的阳邪在逐渐充盛。如果发现病人的人迎脉和寸脉的脉象浮沉、大小都一样，疾病就容易治愈。如果疾病发生在五脏，病人的脉象沉而大，疾病就容易治愈；脉象细小，疾病就难以治愈。如果疾病发生在六腑，病人的脉象浮大，疾病就容易治愈；如果人迎脉盛大坚实，是被外邪风寒所伤；如果寸口脉盛大坚实，是被饮食不节所伤。

【原文】

雷公曰：以色言病之间甚，奈何？

黄帝曰：其色粗以明，沉夭者为甚。其色上行者，病益甚；其色下行，如云彻散者，病方已。五色各有藏部①，有外部，有内部也。色从外部走内部者，其病从外走内；其色从内走外者，其病从内走外。病生于内者，先治其阴，后治其阳，反者益甚。其病生于阳者，先治其外，后治其内，反者益甚。其脉滑大以代而长者，病从外来。目有所见，志有所恶，此阳气之并也，可变而已。

【注释】

①藏部：脏部，指五色所主的脏腑部位。

【译文】

雷公问：根据面部的病色来判断疾病的轻重，怎样呢？

黄帝说：如果病人的面色明亮，病情就轻微，如果病人的面色沉滞晦暗，病情就严重。病色从下向上蔓延，病情就会逐渐加重；病色从上向下蔓延，就会像云雾消散一样，疾病就快要痊愈了。五脏的病色在面部各有所主的脏腑部位，有的属于外部的六腑，有的属于内部的五脏。如果病色是从外部蔓延至内部，就说明疾病的发生是从六腑开始而逐渐影响到五脏的；如果病色从内部蔓延至外部，就说明疾病是从五脏开始而逐渐影响到六腑的。如果疾病是由五脏滋生的，就要先治疗五脏，再治疗六腑，顺序反了就会使病情加重。如果疾病是由六腑滋生的，就要先治疗六腑，再治疗五脏，顺序反了就会使病情加重。如果病人的脉象滑大或代或长，说明邪气是从外侵袭人体的。眼睛出现幻视的现象，神志反常，则是由于阳邪侵入阳分而导致阳气过盛引发疾病，治疗时应根据前面所述的原则灵活变通，疾病就能治愈。

【原文】

雷公曰：小子闻风者，百病之始也；厥逆者，寒湿之起也。别之奈何？

黄帝曰：常候阙中，薄泽为风，冲浊为痹，在地为厥。此其常也。各以其色言其病。

【译文】

雷公问：我听说风邪是各种疾病的起因，气血逆乱的痹证、厥证则是由寒邪、湿邪引起的。怎样才能辨别它们呢？

黄帝说：一般是通过观察两眉之间的色泽来鉴别，色泽浮露润泽的是风邪引起的病变，色泽深沉而混浊的，就是痹病，沉滞晦浊的色泽出现在面部的下部的，就是厥病。这是一般规律。其实就是要根据面部的不同色泽来诊断疾病。

【原文】

雷公曰：人不病卒死，何以知之？

黄帝曰：大气[①]入于脏腑者，不病而卒死矣。

雷公曰：病小愈而卒死者，何以知之？

黄帝曰：赤色出两颧，大如母指者，病虽小愈，必卒死。黑色出于庭，大如母指，必不病而卒死。

【注释】

①大气：大邪之气，指非常厉害的病邪。

【译文】

雷公问：人没有明显的病证却突然死亡，是什么原因呢？

黄帝说：这是由于极其厉害的病邪趁着人体正气虚弱之时侵入脏腑，因此人没有明显的病证就突然死亡。

雷公又问：疾病稍微有所好转却突然死亡，是什么原因呢？

黄帝说：两个颧骨的部位出现红色，如拇指般大小，有这种症状的人，即使疾病稍微有所好转，必然会突然死亡。天庭出现黑色，如拇指般大小，也必然会没有明显的病证而突然死亡。

【原文】

雷公再拜曰：善哉！其死有期乎？

黄帝曰：察色以言其时。

雷公曰：善乎！愿卒闻之。

黄帝曰：庭者，首面也；阙上者，咽喉也；阙中者，肺也；下极者，心也；直下者，肝也；肝左者，胆也；下者，脾也；方上者，胃也；中央者，大肠也；挟大肠者，肾也；当肾者，脐也；面王①以上者，小肠也；面王以下者，膀胱、子处也；颧者，肩也；颧后者，臂也；臂下者，手也；目内眦上者，膺乳也；挟绳而上者，背也；循牙车以下者，股也；中央者，膝也；膝以下者，胫也；当胫以下者，足也；巨分②者，股里也；巨屈者，膝膑也。此五藏六府肢节之部也，各有部分。有部分，用阴和阳，用阳和阴。当明部分，万举万当。能别左右，是谓大道。男女异位，故曰阴阳。审察泽夭，谓之良工。

【注释】

①面王：鼻尖。②巨分：上下牙床大分处。

【译文】

雷公再次拜问道：讲得好啊！那猝死的人，能预测到自己的死期吗？

黄帝说：通过观察面部的病色，就能推测死亡的时间。

雷公说：好啊！我希望听您详细说一说。

黄帝说：天庭，反应头面的状况；眉心之上的部位，反应咽喉的状况；两眉之间的部位，反应肺的状况；两目之间的部位，反应心的状况；两目之间正下方的鼻柱部位，反应肝的状况；鼻柱左面的部位，反应胆的状况；鼻柱下方的鼻准头，反应脾的状况；鼻准头两旁的部位，反应胃的状况；面颊的中央部位，反应大肠的状况；挟大肠所主部位的外侧部位，反应肾的状况；当肾脏所属颊部的下方部位，反应脐的状况；鼻准的外侧上方，反应小肠的状况；鼻准下方的人中沟，反应膀胱和子宫的状况；两颧的部位，反应肩部的状况；两颧外侧的部位，反应臂的状况；臂所主部位的下方，反应手的状况；内眼角的上方部位，反应胸部和乳房的状况；面颊外侧耳边的上方部位，反应背的状况；沿着牙车穴向下的部位，反应大腿的状况；上下牙床中间的部位，反应膝盖的状况；膝所主部位的下方部位，反应小腿的状况；小腿所主部位的下方部位，反应足的状况；口角的大纹处，反应大腿内侧的状况；面颊下方曲骨的部位，反应膝盖骨的状况。以上就是五脏六腑和肢体在面部的对应情况，各自有固定的部位。在治疗时，阴衰而导致阳盛的，就要补阴以配阳；阳衰而导致阴盛的，就要助阳以和阴。当明确了人体各部与面部的对应关系，就能准确治疗，就能辨别阳左阴右，就能了解阴阳变化的规律。男子和女子面部病色的顺逆不同，位置也就不同，一般男子左为逆右为顺，女子右为逆左为顺，所以必须要了解阴阳变化的规律。只有能根据面部病色的变化来诊断疾病的医生，才称得上良医。

【原文】

沉浊为内，浮泽为外。黄赤为风，青黑为痛，白为寒。黄而膏润为脓，赤甚者为血。痛甚为挛，寒甚为皮不仁。五色各见其部，察其浮沉，以知浅深。察其泽夭，以观成败。察其散抟①，以知远近。视色上下，以知病处。积神于心，以知往今。故相气不微，不知是非。属意勿去，乃知新故。色明不粗，沉夭为甚，不明不泽，其病不甚。其色散，驹驹然②，未有聚；其病散而气痛，聚未成也。

【注释】

①抟（tuán）：本指把东西揉弄成球形，此处指气血聚结不散。②驹驹然：形容病色如马驹一样奔驰不定、散而不聚的样子。

【译文】

如果面色沉滞晦暗，表明是内在五脏发生了病变，如果面色浅浮有光泽，表明是外在六腑发生了病变。如果面色黄赤，就是热病，如果面色青黑，就是痛病，如果面色苍白，就是寒证。如果面色发黄而油亮，就表明疮痛要化脓，如果面色特别赤红，就是有瘀血。疼痛得特别厉害就会引发筋脉拘挛，受寒深就会导致皮肤麻木。五脏的病色会显现在各自脏腑肢节所属的面部各部位上，观察这些部位面色的沉浮，可以知道病邪的深浅。观察这些部位病色是润泽还是晦暗，就可以知道病情的轻重。观察这些部位病色是离散还是聚集，就可以知道病期的长短。观察这些部位病色的上下，就可以知道发病的部位。全神贯注地观察病人面部的病色变化，就可以知道疾病过去和现在的情况。因此，如果医生不细致入微地观察面部的病色，就不知道病的虚实。只有专心致志、聚精会神地观察面部的病色，才能了解病的过去和现在。如果面色明亮而不粗糙，病情就不严重。如果面色既不明亮，也不润泽，而是显得沉滞晦暗，病情就比较严重。如果面部的病色离散而不聚集，病势就会好转。如果面部的病色离散而仅有气滞不通所引起的疼痛，就表明还没有成为积聚的病。

【原文】

肾乘心，心先病，肾为应。色皆如是。

【译文】

肾的邪气侵犯了心脏，是因为心脏先有了病变，所以肾的黑色就会趁势出现在面部主心的部位。病色的显现，一般都是如此。

【原文】

男子色在于面王，为小腹痛，下为卵痛。其圜直①为茎痛。高为本，下为首。狐疝㿉阴②之属也。

【注释】

①圜（yuán）直：指人中沟部位。②㿉（tuí）阴：又称阴㿉，是指阴囊偏大的㿉疝病。

【译文】

如果男子五脏的病色出现在鼻头上，就会出现小腹疼痛的症状，并向下牵引睾丸疼痛。如果男子五脏的病色出现在人中沟上，就会出现阴茎疼痛的症状。如果男子五脏的病色出现在人中沟上部，就会出现阴茎根部疼痛的症状。如果男子五脏的病色出现在人中沟下部，就会出现阴茎头部疼痛的症状。这些是属于狐疝、阴癀一类的疾病。

【原文】

女子在于面王，为膀胱、子处之病。散为痛，抟为聚。方员①左右，各如其色形。其随而下至胅②为淫③。有润如膏状，为暴食不洁。

【注释】

①员：同"圆"，圆形。②胅（zhǐ）：应为"脤"，是"唇"的异体字。③淫：白淫，指女性夜间梦交而流出白色或黄色黏液或白天耳闻目睹淫秽之事而不自止地流出黏液，与男子梦遗或滑精相似，相当于妇女性功能异常。

【译文】

如果女子五脏的病色出现在鼻头上，就表明膀胱和子宫发生了病变。如果五脏的病色散漫不收，就是气滞引起的疼痛；如果五脏的病色抟聚不散，就是血液凝结而形成的积聚病。积聚的表现，或是方，或是圆，或是在左边，或是在右边，都和病色在外表的形状相一致。如果五脏的病色随之下移到唇部，就会出现白淫的症状。如果女人的面色润泽如脂膏样，就是暴饮暴食的表现，或是吃了不洁之物的表现。

【原文】

左为左，右为右。其色有邪，聚散而不端。面色所指者也。色者，青、黑、赤、白、黄，皆端满有别乡。别乡赤者，其色赤，大如榆荚，在面王为不日。其色上锐，首空上向，下锐下向，在左右如法。以五色命藏，青为肝，赤为心，白为肺，黄为脾，黑为肾。肝合筋，心合脉，肺合皮，脾合肉，肾合骨也。

【译文】

如果面部的病色出现在左侧，就表明身体左侧有病，如果面部的病色出现在右侧，就表明身体的右侧有病。如果的面部色泽异常，聚结不散或散漫不正，一如面色所指，就能知道哪个脏腑发生了病变。所谓五色，就是青色、黑色、赤色、白色和黄色，其色泽都是端正充盈地表现在各自所属的面部部位，有时也会出现在别的面部部位上。如果赤色不出现在心所主的部位上，而是出现在面王鼻头的部位，大小如榆荚一般，几天之内病情就会发生变化。如果它的病色形状的上部呈尖锐状，就表明头面部的正气虚弱，邪气就有向上发展的趋势。如果它的病色形状的下部呈尖锐状，就表明身体下部的正气虚弱，邪气就有向下发展的趋势。如果它的病色形状的左侧或右侧呈尖锐状，与上部和下部的诊断意义一致。将五色与五脏对应起来，就是青色属肝，赤色属心，白色属肺，黄色属脾，黑色属肾。五脏又同外在组织相合，即肝同筋相合，心同脉相合，肺同皮相合，脾同肉相合，肾同骨相合。

天年第五十四

【题解】

　　天年，指天赋予人的年寿。本篇的重点是从父精母血的合和开始，以十年为一个阶段，来论述人体生长衰老过程中各个阶段的生理特点，以及气血盛衰、脏腑强弱同寿命长短的关系，以说明防止衰老以及摄生防病的重要性。

【原文】

　　黄帝问于岐伯曰：愿闻人之始生，何气筑为基？何立而为楯[①]？何失而死？何得而生？

　　岐伯曰：以母为基，以父为楯。失神者死，得神者生也。

　　黄帝曰：何者为神？

　　岐伯曰：血气已和，荣卫已通，五脏已成，神气舍[②]心，魂魄毕具，乃成为人。

【注释】

①楯(shǔn)：本指栏槛横木、栏槛，此处比喻捍卫的功能。②舍：止，藏。

【译文】

黄帝问岐伯说：我想要知道人的生命形成之初，是以什么为基础的？是以什么为外卫的？人失去什么就会死亡？人得到什么就能生存？

岐伯说：人的生命是以母为基础，以父为外卫，丧失神就会死亡，获得神就能生存。

黄帝说：什么是神？

岐伯说：血气已经和调，荣卫已经通畅，五脏已经形成，神气潜藏于心中，魂魄具备了，人就形成了。

【原文】

黄帝曰：人之寿夭各不同，或夭或寿，或卒死，或病久，愿闻其道。

岐伯曰：五脏坚固，血脉和调。肌肉解利，皮肤致密。营卫之行，不失其常。呼吸微徐，气以度行。六腑化谷，津液布扬。各如其常，故能长久。

【译文】

黄帝说：人的寿命长短各不相同，有的人命短，有的人长寿，有的人会突然死亡，有的人会常年患病，我想要知道其中的道理。

岐伯说：五脏坚固，血脉和顺协调。肌肉滑润，皮肤紧致细密。营卫之气的运行保持正常而无错乱。呼吸平和舒缓，经气遵循一定度数行走。六腑消化谷物，津液布散周身诸窍。以上这些功能都保持正常，人就能长寿。

【原文】

黄帝曰：人之寿百岁而死，何以致之？

岐伯曰：使道隧以长，基墙高以方。通调营卫，三部三里起。骨高肉满，百岁乃得终。

【译文】

黄帝问：人活至百岁的高寿才死，怎样才能做到这点呢？

岐伯说：长寿的人人中沟深而且长，鼻子的部位高大方正。体内的营卫之气畅通无阻，面部的上、中、下三停部位高起而不平陷。骨骼高耸，肌肉丰满，这样的人就能活到百岁，寿终天年。

【原文】

黄帝曰：其气之盛衰，以至其死，可得闻乎？

岐伯曰：人生十岁，五脏始定，血气已通，其气在下，故好走。二十岁，血气始盛，肌肉方长，故好趋。三十岁，五脏大定，肌肉坚固，血脉盛满，故好步。四十岁，五脏六腑十二经脉，皆大盛以平定，腠理始疏，荣华颓落，发颇斑白，平盛不摇，故好坐。五十岁，肝气始衰，肝叶始薄，胆汁始减，目始不明。六十岁，心气始衰，苦忧悲，血气懈惰，故好卧。七十岁，脾气虚，皮肤枯。八十岁，肺气衰，魄离，故言善误。九十岁，肾气焦，四脏经脉空虚。百岁，五脏皆虚，神气皆去，形骸独居而终矣。

【译文】

黄帝说：人的体气由盛而衰，直到气竭而死，这整个过程可以讲给我听吗？

岐伯说：人长到十岁，五脏初步形成，血气已经通畅，这时的经气还在下肢，所以喜欢跑动。人长到二十岁，血气开始旺盛，肌肉正在发育生长，所以喜欢快走。人长到三十岁，五脏完全发育成熟，肌肉坚固，血脉盛满，所以喜欢行走。人活到四十岁，五脏六腑及十二经脉都十分旺盛，并且平和稳定，但腠理开始疏松，美好的容颜开始衰落，头发开始斑白，经气平定盛满，所以喜欢安坐。人活到五十岁，肝气开始衰退，肝叶开始变薄，胆汁开始减少，眼睛开始看不清东西。人活到六十岁，心气开始衰退，常有忧愁、悲伤等苦闷情绪，血气运行迟缓，所以喜欢躺卧。人活到七十岁，脾气变得虚弱，皮肤变得干枯。人活到八十岁，肺气衰退，魂魄离散，所以说话常常颠倒错乱。人活到九十岁，肾气衰竭，肝、心、脾、肺四脏及经脉都已经空虚了。人活到一百岁，五脏全部都空虚了，神气也全都散去了，这时，就只有形体独存而终其天年了。

【原文】

黄帝曰：其不能终寿而死者，何如？

岐伯曰：其五脏皆不坚，使道不长。空外以张，喘息暴疾。又卑基墙，薄脉少血，其肉不石。数中风寒，血气虚，脉不通。真邪相攻，乱而相引。故中寿而尽也。

【译文】

黄帝问：那些不能享尽天年就死去的人，是什么原因呢？

岐伯说：这是因为他们的五脏都不坚实，人中都不深长。鼻孔外露且张开，呼吸急速。鼻梁骨低矮，经脉细小、气血少，肌肉不坚实。常常受到风寒的侵袭，血气虚弱，经脉不通。真气、邪气在体内相互攻击，导致体内血气失常，引得邪气深入体内。所以活到中年就会死亡。

五味第五十六

【题解】

五味，是指酸、苦、甘、辛、咸五种味道。本篇的重点是论述五味与五脏的配属关系，以及五脏和疾病的五味宜禁，对饮食养生具有重要的指导意义。

【原文】

黄帝曰：愿闻谷气有五味，其入五脏，分别奈何？

伯高曰：胃者，五脏六腑之海也。水谷皆入于胃，五脏六腑皆禀气于胃。五味各走其所喜。谷味酸，先走肝；谷味苦，先走心；谷味甘，先走脾；谷味辛，先走肺；谷味咸，先走肾。谷气津液已行，营卫大通，乃化糟粕，以次传下。

【译文】

黄帝说：我希望知道谷气五味，在它们进入五脏后，各自是怎样的情况呢？

伯高说：胃，是五脏六腑所需营养汇聚的大海。水谷都要进入胃中，所以五脏六腑都是从胃那里接受水谷所化的精微之气。饮食物中所含的五味，分别趋走于它们喜欢的一脏。如果饮食是酸味的，就先进入肝；如果饮食是苦味的，就先进入心；如果饮食是甘味的，就先进入脾；如果饮食是辛味的，就先进入肺；如果饮食是咸味的，就先进入肾。谷气化生的津液已在体内运行，营卫之气也就大大通畅，于是饮食中的废物就化为糟粕，由上而下地随着二便排出体外。

【原文】

黄帝曰：营卫之行奈何？

伯高曰：谷始入于胃，其精微者，先出于胃之两焦，以溉五脏。别出两行，营卫之道。其大气之抟而不行者，积于胸中，命曰气海。出于肺，循喉咽，故呼则出，吸则入。天地之精气，其大数常出三入一。故谷不入，半日则气衰，一日则气少矣。

【译文】

黄帝问：营卫之气是怎样运行的呢？

伯高说：水谷进入胃中后，饮食中所化生的精微之气，先由胃输送到上中两焦，经过肺来灌注、滋养五脏。水谷的精微之气分别有两条运行途径，其中清纯的部分化为营气运行，浊厚的部分化为卫气运行，二者分别从脉内外的两条道路运行于周身。抟聚不行，积贮于胸中，称为气海。水谷的精微之气由肺起始，沿着喉咙，呼则气出体外，吸则气入体内，保证了人体正常的呼吸运动。人体内的天之阳气与地之精气，一方面从宗气、营卫之气和糟粕三个方面输出，一方面又要从天地间吸入空气与食入水谷获得，以满足全身营养的需要。所以，人如果半天不吃饭，就会感到气衰，如果一天不吃饭，就会感到气短。

【原文】

黄帝曰：谷之五味，可得闻乎？

伯高曰：请尽言之。五谷：粳米甘，麻酸，大豆咸，麦苦，黄黍辛。五果：枣甘，李酸，栗咸，杏苦，桃辛。五畜：牛甘，犬酸，猪咸，羊苦，鸡辛。五菜：葵甘，韭酸，藿咸，薤^①苦，葱辛。

【注释】

①薤（xiè）：薤白，俗称野蒜、山蒜、小根蒜，多年生草本植物，地下有鳞茎，鳞茎和嫩叶可食。

【译文】

黄帝说：谷物的五味，可以说给我听听吗？

伯高说：请让我详细说一说。五谷的五味是：粳米味甘，芝麻味酸，大豆味咸，小麦味苦，黄黍味辛。五果的五味是：枣味甘，李味酸，栗味咸，杏味苦，桃味辛。五畜的五味是：牛肉味甘，狗肉味酸，猪肉味咸，羊肉味苦，鸡肉味辛。五菜的五味是：葵菜味甘，韭菜味酸，豆叶味咸，薤白味苦，葱味辛。

【原文】

五色：黄色宜甘，青色宜酸，黑色宜咸，赤色宜苦，白色宜辛。凡此五者，各有所宜。

【译文】

五种病色与五味的对应关系是：如果病色是黄色，就适宜甘味；如果病色是青色，就适宜酸味；如果病色是黑色，就适宜咸味；如果病色是赤色，就适宜苦味；如果病色是白色，就适宜辛味。凡是这五种病色，都各有其适宜的味道。

【原文】

五宜：所言五宜者，脾病者，宜食粳米饭，牛肉枣葵；

心病者，宜食麦，羊肉杏薤；肾病者，宜食大豆黄卷，猪肉栗藿；肝病者，宜食麻，犬肉李韭；肺病者，宜食黄黍，鸡肉桃葱。

【译文】

五脏适宜的食物：所谓五脏适宜的食物，是指脾脏有病的人，宜吃粳米饭、牛肉、枣和冬葵；心脏有病的人，宜吃麦饭、羊肉、杏和薤白；肾脏有病的人，宜吃大豆黄卷、猪肉、栗子和藿叶；肝脏有病的人，宜吃芝麻、狗肉、李子和韭菜；肺脏有病的人，宜吃黄黍、鸡肉、桃和葱。

【原文】

五禁：肝病禁辛，心病禁咸，脾病禁酸，肾病禁甘，肺病禁苦。

【译文】

五脏所禁忌的食物：如果是肝病，就禁食辛味；如果是心病，就禁食咸味；如果是脾病，就禁食酸味；如果是肾病，就禁食甘味；如果是肺病，就禁食苦味。

【原文】

肝色青，宜食甘，粳米饭、牛肉、枣、葵，皆甘。

心色赤，宜食酸，犬肉、麻、李、韭，皆酸。

脾色黄，宜食咸，大豆、豕肉、栗、藿，皆咸。

肺色白，宜食苦，麦、羊肉、杏、薤，皆苦。

肾色黑，宜食辛，黄黍、鸡肉、桃、葱，皆辛。

【译文】

肝脏主青色，宜食甘味，粳米饭、牛肉、枣和冬葵，都是甘味的。

心脏主红色，宜食酸味，狗肉、芝麻、李子和韭菜，都是酸味的。

脾脏主黄色，宜食咸味，大豆、猪肉、栗子和藿叶，都是咸味的。

肺脏主白色，宜食苦味，麦、羊肉、杏和薤白，都是苦味的。

肾脏主黑色，宜食辛味，黄黍、鸡肉、桃和葱，都是辛味的。

卷之九

五味论第六十三

【题解】

本篇重点论述五味与人体经络和脏腑的关系，五味偏嗜太过所出现的病理变化，以及因此引起的各种病证。本篇告诫我们在生活中必须注意保持饮食营养的均衡。

【原文】

黄帝问于少俞曰：五味入于口也，各有所走，各有所病。酸走筋，多食之，令人癃；咸走血，多食之，令人渴；辛走气，多食之，令人洞心；苦走骨，多食之，令人变呕；甘走肉，多食之，令人悗心。余知其然也，不知其何由，愿闻其故。

少俞答曰：酸入于胃，其气涩以收，上之两焦，弗能出入也。不出即留于胃中，胃中和温，则下注膀胱。膀胱之胞①薄以懦，得酸则缩绻，约而不通，水道不行，故癃。阴者，积筋之所终也，故酸入而走筋矣。

【注释】

①胞：皮。

【译文】

黄帝问少俞说：五味进入口内，各有其喜欢进入的脏器，也各有其引发的病变。酸味进入筋，多食酸味，就会导致小便不通；咸味进入血，多食咸味，就会导致发渴；辛味进入气，多食辛味，就会导致心如火烧；苦味进入骨，多食苦味，就会导致呕吐；甘味进入肉，多食甘味，就会导致心闷。我已经知道五味食用过度会分别引发的病证，但不知道其中的原因，希望能了解其中的缘故。

少俞回答说：酸味进入胃后，因为它的气味涩滞不滑并有收敛作用，只能上行于上、中两焦，不能随着气化运行而出入往来。酸味既不能出，就会滞留于胃中，胃中温和，就会向下渗注到膀胱中，而膀胱的皮薄而软，一受到酸味的作用，就会紧缩蜷曲，使得膀胱的出口处收束不通，就会导致小便不通，因而造成癃闭之症。人体的阴器，是全身的各条筋脉最终聚结的地方，所以说酸味进入胃中后，是趋走于筋的。

【原文】

黄帝曰：咸走血，多食之，令人渴，何也？

少俞曰：咸入于胃，其气上走中焦，注于脉，则血气走之。血与咸相得则凝，凝则胃中汁注之；注之则胃中竭，竭则咽路焦，故舌本干而善渴。血脉者，中焦之道也，故咸入而走血矣。

【译文】

黄帝问：咸味趋走于血，多食咸味，会导致口渴的症状，这是为什么呢？

少俞说：咸味进入胃中后，其气向上行于中焦，再由中焦流注到血脉中，与血气相和。脉是血气运行之处，如果血与咸味相和，就会导致血脉凝涩，血脉凝涩就会导致胃内的汁液渗注于血；胃内的汁液渗注于血就会导致胃内汁液枯竭，胃内的汁液枯竭，就会使得咽喉焦干，所以舌根发干而常常觉得口渴。血脉是运输中焦精微之气于全身的通道，血也出自中焦，所以咸味上行于中焦后，便趋走于血。

【原文】

黄帝曰：辛走气，多食之，令人洞心，何也？

少俞曰：辛入于胃，其气走于上焦，上焦者，受气而营诸阳者也。姜韭之气熏之，营卫之气不时受之，久留心下，故洞心。辛与气俱行，故辛入而与汗俱出。

【译文】

黄帝问：辛味趋走于气，多食辛味，会导致烧心的症状，这是为什么呢？

少俞说：辛味进入胃后，其化生之气上行于上焦，上焦是纳受水谷精微之气以运行腠理而营护诸阳气的地方。姜、韭的辛气熏蒸上焦，上焦中的营卫之气也不时受到辛味的刺激，从而长时间滞留胃中，所以胃就有如火烧心的感觉。辛味趋走于卫气，与卫气同行，所以辛味进入胃后，就会随着汗液一起发散出来。

【原文】

黄帝曰：苦走骨，多食之，令人变呕，何也？

少俞曰：苦入于胃，五谷之气，皆不能胜苦。苦入下脘，三焦之道皆闭而不通，故变呕。齿者，骨之所终也，故苦入而走骨，故入而复出，知其走骨也。

【译文】

黄帝问：苦味趋走于骨，多食苦味，就会导致呕吐的症状，这是为什么呢？

少俞说：苦味进入胃后，胃中的五谷之气都敌不过苦味。苦味下行进入下脘后，就会导致三焦的气行之路闭塞不通，三焦气机不通就会导致胃气上逆，从而导致呕吐的症状。牙齿，是骨骼的终端，所以苦味进入胃后，先趋走于骨，而后复出于齿，由此可知苦味是趋走于骨的。

【原文】

黄帝曰：甘走肉，多食之，令人悗心，何也？

少俞曰：甘入于胃，其气弱小，不能上至于上焦，而与谷留于胃中者，令人柔润者也。胃柔则缓，缓则虫动，虫动则令人悗心。其气外通于肉，故甘走肉。

【译文】

黄帝问：甘味趋走于肉，多食甘味，就会导致心闷的症状，这是为什么呢？

少俞说：甘味进入胃后，因为甘气柔软细小，所以不能上行于上焦，而是与水谷一起留在胃中，所以胃气也变得柔润。胃气柔润就会导致胃功能减弱，胃功能减弱就会导致胃中的寄生虫开始蠕动，虫蠕动就会使人感觉心中烦闷。由于甘味入脾，而脾主肌肉，因此说甘味趋走于肉。

阴阳二十五人第六十四

【题解】

本篇的重点是在阴阳五行和五色、五音学说的理论基础上，按照人不同的先天禀赋，将其分为五大类二十五小类，并详细阐明他们的肤色、体形、性格和对自然界变化的适应能力等特征，并进一步阐述不同类型的个体在生理、病理和治疗上的特异性。

【原文】

黄帝曰：余闻阴阳之人，何如？

伯高曰：天地之间，六合之内①，不离于五，人亦应之。故五五二十五人之形而阴阳之人不与焉。其态又不合于众者五，余已知之矣。愿闻二十五人之形，血气之所生，别而以候，从外知内，何如？

岐伯曰：悉乎哉问也！此先师之秘也，虽伯高犹不能明之也。

黄帝避席，遵循而却②，曰：余闻之，得其人弗教，是谓重失，得而泄之，天将厌之。余愿得而明之，金柜藏之，不敢扬之。

岐伯曰：先立五形金木水火土，别其五色，异其五形之人，而二十五人具矣。

黄帝曰：愿卒闻之。

岐伯曰：慎之慎之，臣请言之。

【注释】

①六合之内：指东、南、西、北四方和上、下，即宇宙之内。②遵循而却：谦逊而后退。遵循，同"逡（qūn）巡"，有所顾虑而徘徊不前或退却。却，退却。

【译文】

黄帝说：我听说人有阴阳属性的不同，是怎样区分人的阴阳的呢？

伯高说：天地之间、宇宙之内的一切事物，都离不开五行，人也是如此。所以根据五行来划分，人就有五五二十五种类型，但又不包括阴阳之人的五种类型。阴阳之人的五种形态与普通人不同，这点我已经知道了。我想知道这二十五种人的形态，他们血气的生成，以及怎样才能做到分别观察他们的特征，凭借他们外在的特征来判断他们内在的情况呢？

岐伯说：您问得真详细啊！这是先师秘而不传的东西，即便是伯高也不能明白其中的道理。

黄帝离开坐席，后退了几步，很恭敬地说：我听说，遇到适当的人而不把医道论传授给他，对双方都是巨大的损失，而得到了医道却随便泄露，将会遭到上天的厌弃。我希望得到医道并将其领会透彻，将它秘藏在金柜里，不敢随便将它传扬出去。

岐伯说：先明确金、木、水、火、土这五种类型，辨别它们的五色，用以区别这五种基本形态的人，这样二十五种人的形态就都了解了。

黄帝说：我希望你能详细地讲一讲。

岐伯说：一定要慎之又慎啊！就让臣来详细说明吧。

灵枢经

【原文】

木形之人，比于上角，似于苍帝①。其为人，苍色，小头，长面，大肩背，直身，小手足，好有才，劳心，少力，多忧，劳于事。能春夏不能秋冬，感而病生，足厥阴佗佗然②。大角之人，比于左足少阳，少阳之上遗遗然③。左角之人，比于右足少阳，少阳之下随随然④。钛角⑤之人，比于右足少阳，少阳之上推推然⑥。判角之人，比于左足少阳，少阳之下栝栝然⑦。

【注释】

①苍帝：传说中主东方之神，此处比喻木形之人好像生长在东方地区的人。②佗（tuó）佗然：雍然自得的样子。③遗遗然：自得之貌。④随随然：顺从的样子。⑤钛（dài）角：少角之右生者。⑥推推然：积极进取的状态。⑦栝（tiǎn）栝然：正直的样子。

【译文】

木形的人，属于木音中的上角，好像东方地区的人。这类人的皮肤呈青色，头小，脸长，肩背宽大，身躯挺直，手足都小，富有才智，好施心机，体质弱，经常担忧，爱操劳于事。这种人能耐受春夏而不能耐受秋冬，在秋冬季节容易感受病邪而引发疾病，属于足厥阴肝经，其性格特征是雍容自得，柔美而稳重，是禀受木气最全的人。另外还有四种禀受木气不全的人，分左右上下四种：在左上方的，是木音中属于大角一类的人，类属于左足少阳经之上，其特征是自得和蔼。在右下方的，是木音中属于左角一类的人，类属于右足少阳经之下，其性格特征是随和顺从。在右上方的，是木音中属于钛角一类的人，类属右足少阳经之上，其性格特征是勇于进取。在左下方的，是木音中属于判角一类的人，类属左足少阳经之下，其性格特征是刚正不阿。

【原文】

火形之人，比于上徵，似于赤帝①。其为人赤色，广䏶②，锐面小头，好肩背髀腹，小手足，行安地，疾行摇，肩背肉满，有气，轻财，少信，多虑，见事明，好颜，急心，不寿暴死。能春夏不能秋冬，秋冬感而病生，手少阴核核然③。质徵之人，比于左手太阳，太阳之上肌肌然④。少徵之人，比于右手太阳，太阳之下慆慆然⑤。右徵之人，比于右手太阳，太阳之上鲛鲛然⑥。质判之人，比于左手太阳，太阳之下支支颐颐然⑦。

【注释】

①赤帝：也称炎帝，是上古五帝之一，掌管南方地区，此处比喻火形之人好像生长在南方地区的人。②广䏶（yǐn）：背脊部的肌肉宽广。③核核然：看事透彻。④肌肌然：正大光明的样子。肌肌，疑应为"眺眺"，形误。"眺眺"，引申为月明貌。火性之人，取象于离，离为火、为明故也。⑤慆（tāo）慆然：多疑的样子。⑥鲛鲛然：踊跃的样子。⑦支支颐颐然：怡然自得、无忧无虑的样子。

【译文】

火形的人，属于火音中的上徵，犹如南方地区的人。这类人的皮肤呈红色，脊背部的肌肉宽广，脸尖头小，肩背腰腹及两腿都发育得很好，手脚都小，步履稳重，走路快而且肩部轻摇，肩背肌肉丰满，有气魄，不重钱财，缺少信心，多忧虑，看事明白，爱漂亮，性情急躁，不长寿而且多暴死。这类人耐春夏而不耐受秋冬，在秋冬季节容易感受外邪而生病，归于手少阴心经，是禀承火气最全的一类人，其性格特征是看事透彻。另外还有四种禀受火气不全的人，分为左右上下四种：在左上方的，是火音中类属于质徵的，归于左手太阳经之上，其性格特征是见识浅。在右下方的，是火音中类属于少徵的，归于右手太阳经之下，其特征是疑心太重。在右上方的，是火音中类属于右徵的，归于右手太阳经之上，其特征是做事积极踊跃。在左下方的，是火音中类属于质判的，归于左手太阳经之下，其特征是怡然自得而无忧无虑。

土形之人，比于上宫，似于上古黄帝①。其为人黄色，圆面，大头，美肩背，大腹，美股胫，大手足，多肉，上下相称，行安地，举足浮，安心，好利人，不喜权势，善附人也。能秋冬不能春夏，春夏感而病生，足太阴敦敦然②。太宫之人，比于左足阳明，阳明之上婉婉然③。加宫之人，比于左足阳明，阳明之下坎坎然④。少宫之人，比于右足阳明，阳明之上枢枢然⑤。左宫之人，比于右足阳明，阳明之下兀兀然⑥。

【注释】

①黄帝：上古五帝之首，被尊为中华"人文初祖"，掌管中央地区，此处比喻土形之人好像生长在中央地区的人。②敦敦然：诚恳忠厚的样子。③婉婉然：平和柔顺的样子。④坎坎然：喜悦的样子。⑤枢枢然：圆滑的样子。⑥兀兀然：做事专心致志，不为困难所动的样子。

【译文】

土形的人，属于土音中的上宫，就像中央地区的人。这类人的皮肤呈黄色，圆脸，大头，肩背丰厚健美，腰腹壮大，大小腿都很健壮，手足都大，肌肉丰满，身体各部位发育都很匀称，步伐稳重，步态轻盈，内心安静，喜欢帮助他人，不喜欢争逐权势，善于团结人。这类人能耐秋冬而不能耐受春夏，在春夏季节容易感受外邪而生病，属于足太阴脾经，是禀受土气最全的人，其性格特征是诚恳忠厚。另外还有四种禀承土气不全的人，分为左右上下四种：在左上方的，土音中属于太宫，类属于左足阳明经之上，其性格特征是平和柔顺。左下方的，在土音中属于加宫者，类属左足阳明经之下，其性格特征是怡然和悦。在右上方的，在土音中类属于少宫者，属于右足阳明经之上，其性格特征是为人圆滑。在右下方的，在土音中类属于左宫者，属于右足阳明经之下，其性格特征是做事专心致志，不为困难所动。

【原文】

　　金形之人，比于上商，似于白帝①。其为人方面，白色，小头，小肩背，小腹，小手足，如骨发踵外，骨轻，身清廉，急心，静悍，善为吏。能秋冬不能春夏，春夏感而病生，手太阴敦敦然②。钛商之人，比于左手阳明，阳明之上廉廉然③。右商之人，比于左手阳明，阳明之下脱脱然④。大商之人，比于右手阳明，阳明之上监监然⑤。少商之人，比于右手阳明，阳明之下严严然⑥。

【注释】

　　①白帝：少昊，传说中的五帝之一，掌管西方地区，此处比喻金形之人好像生长在西方地区的人。②敦敦然：遇事果断决绝的样子。③廉廉然：洁身自好、廉洁自律的样子。④脱脱然：洒脱的样子。⑤监监然：明察是非的样子。⑥严严然：严肃庄重的样子。

【译文】

　　金形的人，属于金音中的上商，好像西方地区的人。这类人为方脸皮肤呈白色，头小，肩背小，腹小，手脚都小，足跟部骨骼显露，骨骼轻，身体轻捷，性急，能动能静，善于做小吏。这类人能耐受秋冬而不能耐受春夏，在春夏季节容易感受邪气而患病，属手太阴肺经，是禀受金气最全的人，其性格特征是遇事果断决绝。此外还有四种禀受金气不全的人，分为左右上下四种：在左上方的，在金音中属于钛商一类，属左手阳明经之上，其性格特征是廉洁自律。在左下方的，在金音中属于右商一类，属左手阳明之下，其性格特征是洒脱。在右上方的，在金音中类属大商，归于右手阳明经之上，其特征是善于明察秋毫。在右下方的，在金音中属于少商一类，归于右手阳明经之下，其性格特征是威严而庄重。

【原文】

　　水形之人，比于上羽，似于黑帝①。其为人黑色，面不平，大头，廉颐②，小肩，大腹，大手足，发行摇身，下尻长，背延延然③，不敬畏，善欺绐④人，戮死。能秋冬不能春夏，春夏感而病生，足少阴汙汙然⑤。大羽之人，比于右足太阳，太阳之上颀颀然⑥。少羽之人，比于左足太阳，太阳之下纡纡然⑦。众之为人，比于右足太阳，太阳之下洁洁然⑧。桎之为人，比于左足太阳，太阳之上安安然⑨。是故五形之人，二十五变者，众之所以相异者是也。

【注释】

①黑帝：上古神话中的五天帝之一，是北方之神，此处比喻水形之人好像生长在北方地区的人。②廉颐：颐部如棱形。廉，棱形。颐，颐部，即口角后腮下的部位。③延延然：长。④欺绐（dài）：欺骗。⑤汙（wū）汙然：为人卑下的样子。⑥颀（qié）颀然：得意扬扬的样子。⑦纡（yū）纡然：性格扭捏不直爽的样子。⑧洁洁然：文静的样子。⑨安安然：舒缓徐和的样子。

【译文】

水形的人，属于水音中的上羽，就像北方地区的人。这类人的皮肤呈黑色，面部凹凸不平，头大，颐部有如棱形，肩小，腹大，手脚都大，走路时身体摇摆晃动，屁股长，腰背也比较长，对人对事既不恭敬又不畏惧，善于欺诈别人，常被杀戮致死。这类人能耐受秋冬而不能耐受春夏，在春夏季节容易感受邪气而发病，属于足少阴肾经，是禀受水气最全的人，其性格特征是为人卑下，邪恶奸诈。另外还有四种左右上下禀受水气不全的人，分为上下左右四种：在右上方的，在水音中属于大羽一类，类属右足太阳经之上，其性格特征是扬扬自得。在左下方的，在水音中属于少羽一类，类属左足太阳经之下，其性格特征是性格纡曲不直率。在右下方的，在水音中属于众羽一类，类属右足太阳经之下，其性格特征是文静，如水般清澈。在左上方的，在水音中属于桎羽一类，类属左足太阳经之上，其性格特征是舒缓徐和。所以，五形之人的二十五种变化，各自并不相同。

【原文】

黄帝曰：得其形，不得其色，何如？

岐伯曰：形胜色，色胜形者，至其胜时年加①，感则病行，失则忧矣。形色相得者，富贵大乐。

黄帝曰：其形色相胜之时，年加可知乎？

岐伯曰：凡人之大忌常加九岁。七岁，十六岁，二十五岁，三十四岁，四十三岁，五十二岁，六十一岁，皆人之大忌，不可不自安也，感则病行，失则忧矣。当此之时，无为奸事，是谓年忌。

【注释】

①加：应为"忌"，禁忌。

【译文】

黄帝问：人的形体、肤色与五行相称为贵，如果人的形体、肤色与五行不相称，会怎么样呢？

岐伯说：如果形体的五行属性能克制肤色的五行属性，或是肤色的五行属性能克制形体的五行属性，再遇到相克的时令和应避忌的岁数，感受了邪气就会发病，如果治疗不当就有性命之忧。如果形体的五行属性与肤色的五行属性相称，就会富贵快乐。

黄帝问：如果形体的五行属性与肤色的五行属性相克，应避忌的年岁可以知道吗？

岐伯说：一般来说，人应禁忌的年岁常常是加九岁。七岁，十六岁，二十五岁，三十四岁，四十三岁，五十二岁，六十一岁，都是人的大忌之年，不可不安定身心，否则，感受了病邪之气就会得病，如治疗不当就会有性命之忧。遇到大忌之年时，不要做奸邪之事，这就是年忌。

【原文】

黄帝曰：夫子之言，脉之上下，血气之候，以知形气，奈何？

岐伯曰：足阳明之上，血气盛，则髯美长；血少气多，则髯短；故气少血多，则髯少；血气皆少，则无髯，两吻多画。足阳明之下，血气盛，则下毛美长至胸；血多气少，则下毛美短至脐，行则善高举足，足指少肉，足善寒；血少气多，则肉而善瘃^①；血气皆少，则无毛，有则稀枯悴，善痿厥足痹。

【注释】

①瘃（zhú）：冻疮。

【译文】

黄帝问：先生所说的观察手足三阳经脉上下部的血气，就能知道形气的强弱，是怎样的呢？

岐伯说：在足阳明经的上部，如果血气充盛，脸颊的胡须就会美而长；如果血少气多，脸颊的胡须就短；如果气少血多，脸颊的胡须就稀少；血气都少，脸颊就没有胡须，而且嘴角多皱纹。在足阳明经的下部，如果血气充盛，阴毛就会美而长，甚至向上衍生直至胸部；如果血多气少，阴毛就会美而短，并向上衍生至脐，走路时喜欢抬高脚，足趾的肌肉少，足部常常感觉寒冷；如果血少气多，下肢肌肉就容易生冻疮；如果血气都少，就没有阴毛，即使有阴毛，也是稀少而枯槁憔悴的，并且容易患痿厥或足痹的病证。

【原文】

足少阳之上，气血盛，则通髯^①美长；血多气少，则通髯美短；血少气多，则少髯；血气皆少，则无须。感于寒湿，则善痹，骨痛、爪枯也。足少阳之下，血气盛，则胫毛美长，外踝肥；血多气少，则胫毛美短，外踝皮坚而厚；血少气多，则腑毛^②少，外踝皮薄而软；血气皆少，则无毛，外踝瘦，无肉。

【注释】

①通髯：长在脸颊的胡须如果向上连接耳旁鬓角，就叫作通髯。②腑（néng）毛：小腿上的汗毛。

灵枢经

142

【译文】

在足少阳经的上部，如果气血充盛，胡须就会连鬓而生，美而长；如果血多气少，连鬓的胡须就美而短；如果血少气多，连鬓的胡须就稀少；如果血气都少，就没有胡须。感受了寒湿之气，就容易发生痹痛、骨痛及指爪甲干枯等病证。在足少阳经的下部，如果血气充盛，小腿上的汗毛就美而长，足外踝的肌肉就肥厚；如果血多气少，小腿上的汗毛就美而短，足外踝的皮就硬而厚；如果血少气多，小腿上的汗毛就稀少，足外踝的皮就薄而软；如果血气都少，小腿上就没有汗毛，足外踝瘦也没有肌肉。

【原文】

足太阳之上，血气盛，则美眉，眉有毫毛；血多气少，则恶眉，面多小理；血少气多，则面多肉；血气和，则美色。足太阳之下，血气盛，则跟肉满，踵坚；气少血多，则瘦，跟空；血气皆少，则喜转筋，踵下痛。

【译文】

在足太阳经的上部，如果血气充盛，眉毛就会清秀细长，眉中生有长毛；如果血多气少，眉毛就会焦枯憔悴，面部有许多细小的纹理；如果血少气多，面部的肌肉就丰满；如果血气和调，面色就会很好。在足太阳经的下部，如果血气充盛，足跟的肌肉就会饱满而坚实；如果气少血多，足跟就会瘦而无肉；如果血气都少，足部就容易有转筋、足跟疼痛等病证。

【原文】

手阳明之上，血气盛，则髭①美；血少气多，则髭恶；血气皆少，则无髭。手阳明之下，血气盛，则腋下毛美，手鱼肉以温；气血皆少，则手瘦以寒。

【注释】

①髭（zī）：嘴上边的胡须。

【译文】

　　在手阳明经的上部，如果血气充盛，则嘴上边的胡须就秀美；如果血少气多，嘴上边的胡须就焦枯稀疏；如果血气都少，嘴上边就没有胡须。在手阳明经的下部，如果血气充盛，腋毛就会秀美，手鱼部的肌肉就会温暖；如果气血都少，双手就会枯瘦发凉。

【原文】

　　手少阳之上，血气盛，则眉美以长，耳色美；血气皆少，则耳焦恶色。手少阳之下，血气盛，则手拳多肉以温；血气皆少，则寒以瘦；气少血多，则瘦以多脉。

【译文】

　　在手少阳经的上部，如果血气充盛，眉毛就会秀美细长，耳朵也会红润；如果血气都少，两耳就会焦枯色黯。在手少阳的下部，如果血气充盛，双手就会肌肉丰满而且温暖；如果血气都少，双手就会瘦瘠发凉；如果气少血多，双手就会瘦瘠得连脉络都显露在外。

【原文】

　　手太阳之上，血气盛，则有多须，面多肉以平；血气皆少，则面瘦恶色。手太阳之下，血气盛，则掌肉充满；血气皆少，则掌瘦以寒。

【译文】

　　在手太阳经的上部，如果血气充盛，胡须就多，面部肌肉丰满而平正；如果血气都少，面部就会消瘦而且面色憔悴。在手太阳经的下部，如果血气充盛，手掌肌肉就会饱满；如果血气都少，手掌就会枯瘦发凉。

【原文】

　　黄帝曰：二十五人者，刺之有约乎？

　　岐伯曰：美眉者，足太阳之脉，气血多；恶眉者，血气少；其肥而泽者，血气有余；肥而不泽者，气有余，血不足；瘦而无泽者，气血俱不足。审察其形气有余不足而调之，可以知逆顺矣。

【译文】

黄帝问：这二十五种类型的人，在针刺治疗时有一定的准则吗？

岐伯说：眉毛长得好的人，表明其足太阳经脉的气血旺盛充足；眉毛焦枯稀疏的人，表明其足太阳经脉的血气都少；肥胖而肤色光润的人，表明其血气都有余；肥胖而肤色不光润的人，表明其气有余而血不足；瘦瘠而肤色没有光泽的人，表明其气血都不足。审察他们的形气是有余还是不足，据此来加以调治，就可以知道疾病的逆顺了。

【原文】

黄帝曰：刺其阴阳，奈何？

岐伯曰：按其寸口人迎，以调阴阳，切循其经络之凝涩，结而不通者，在于身皆为痛痹，甚则不行，故凝涩。凝涩者，致气以温之，血和乃止。其结者，脉结，血不行，决之乃行。故曰：气有余于上者，导而下之；气不足于上者，推而休之，其稽留不至者，因而迎之。必明于经隧，乃能持之。寒与热争者，导而行之，其宛陈血结者，则而予之。必先明知二十五人，则血气之所在，左右上下，刺约毕矣。

【译文】

黄帝问：怎样针刺治疗手足阴阳经脉的病变呢？

岐伯说：诊按寸口脉和人迎脉，测知阴阳的盛衰变化，再沿着经络按切来诊察经脉是否凝涩，如果经脉凝结不通的，就会导致身体出现痛痹，严重时气血不能运行，所以气血凝结滞涩。对于气血凝结滞涩的患者，应留针以补之，从而温通气机，等待气血通和就停止。由于气血凝结滞涩，致使脉中郁积，血不畅行，应刺出瘀血，开决脉络，让气血得以畅行无阻。所以说，如果上部之气盛多有余，就应导之下行；如果上部之气虚不足，就应推之上扬；如果气迟滞不至，就应采用多种刺法，来迎导其气，使气必至。必须明了经脉的运行规律，才能正确使用针刺治疗的方法。如果寒与热相争，就应加以引导而使气血畅行；如果气血郁滞而且日久瘀血凝结，就要根据情况来给予针刺治疗。一定要先了解二十五种人的不同类型，才能辨别气血在上下左右的盛衰及病变情况，就能或左或右或上或下地准确取穴刺治，针刺的法则也就尽在其中了。

卷之十

百病始生第六十六

【题解】

　　百病，泛指一切疾病。始生，指引起人体发生疾病的初始原因。本篇的重点是论述疾病发生的原因，除了有风、雨、清、湿、寒、暑等外来致病因素，也有大喜大怒等情绪致病因素，但最根本的因素是人体正气的不足，并指出了外感病发生的机理及传变层次，提出了对内外三部发病的治疗原则。

【原文】

　　黄帝问于岐伯曰：夫百病之始生也，皆生于风雨寒暑，清湿喜怒。喜怒不节则伤脏，风雨则伤上，清湿则伤下。三部之气，所伤异类，愿闻其会。

　　岐伯曰：三部之气各不同，或起于阴，或起于阳，请言其方。喜怒不节则伤脏，脏伤则病起于阴也；清湿袭虚，则病起于下；风雨袭虚，则病起于上，是谓三部。至其淫泆，不可胜数。

【译文】

　　黄帝问岐伯说：百病的产生，都是由于受到风、雨、寒、暑、清、湿等邪气的侵袭和喜怒哀乐等情志的伤害。喜怒不加以节制，就会伤害五脏；外感风雨寒暑之邪，就会损伤人体的上部；外感阴寒潮湿之邪，就会侵害人体的下部。损伤人体五脏、上部和下部的三种邪气，各不相同，我想知道其中的道理。

　　岐伯回答说：损伤人体五脏、上部和下部的邪气各不相同，有的先发生在阴分，有的先发生在阳分，请让我来为你仔细讲讲其中的道理。喜怒不加以节制，就会损伤五脏，五脏属阴，所以说是病起于阴；阴冷潮湿之邪容易乘虚侵害人体下部，所以说是病起于下；风雨寒暑之邪容易侵袭人体的上部，所以说是病起于上，这些就是邪气侵犯人体五脏、上部和下部的三种情况。至于邪气在体内蔓延深入而引起的各种变化，就更加多得难以计数了。

【原文】

黄帝曰：余固不能数，故问先师，愿卒闻其道。

岐伯曰：风雨寒热，不得虚，邪不能独伤人。卒然逢疾风暴雨而不病者，盖无虚，故邪不能独伤人。此必因虚邪之风，与其身形，两虚相得，乃客其形。两实相逢，众人肉坚。其中于虚邪也，因于天时，与其身形，参以虚实，大病乃成。气有定舍，因处为名，上下中外，分为三员。

【译文】

黄帝说：对于千变万化的病变，我本来就不能完全了解，所以才向你请教，希望你彻底地告诉我其中的道理。

岐伯说：风雨寒热之邪，如果不遇上人体内正气虚弱，邪气就不能侵害人体而使其致病。突然遇到狂风骤雨而不生病的人，是因为他体内的正气并不虚弱，所以邪气就不能伤人致病。疾病的产生必须要有虚邪之气，再与人体内的正气虚弱两相结合，才会伤人致病。如果没有虚邪之气，人体内的正气也有许多，人们身体就会强壮，肌肉坚实，也就不会生病。凡是外感虚邪之气而致病，都是因为四时之气不正，再加上体内正气虚弱，体虚邪实，才会引发大病。邪气侵袭人体有固定的部位，一般都根据邪气在人体停留的部位来命名，自纵而分为上、中、下三部；自横而分为表里、半表半里、纵横三部。

【原文】

是故虚邪之中人也，始于皮肤，皮肤缓则腠理开，开则

灵枢经

邪从毛发入，入则抵深，深则毛发立。毛发立则淅然，故皮肤痛。留而不去，则传舍于络脉。在络之时，痛于肌肉，其痛之时息，大经①乃代。留而不去，传舍于经。在经之时，洒淅喜惊。留而不去，传舍于输。在输之时，六经不通，四肢则肢节痛，腰脊乃强。留而不去，传舍于伏冲之脉。在伏冲之时，体重身痛。留而不去，传舍于肠胃。在肠胃之时，贲响腹胀。多寒则肠鸣飧泄，食不化；多热则溏出麋②。留而不去，传舍于肠胃之外、募原之间，留著于脉。稽留而不去，息而成积。或著孙脉，或著络脉，或著经脉，或著输脉，或著于伏冲之脉，或著于膂筋③，或著于肠胃之募原，上连于缓筋④，邪气淫泆，不可胜论。

【注释】

①大经：经脉，相对络脉而言。②麋：古通"糜"，糜烂。③膂（lǚ）筋：指附于脊膂的筋。④缓筋：泛指足阳明筋。

【译文】

所以虚邪贼风侵袭人体，从最表层的皮肤起始，皮肤弛缓，腠理就会开泄，邪气就会趁机从毛孔侵入，并逐渐向深处侵犯，就会导致毛发悚然竖起。毛发竖起，就会感觉寒栗，皮肤疼痛。如果邪气滞留不除，就会转而侵入络脉。邪气侵入络脉，就会导致肌肉疼痛，疼痛休止的时候，邪气就会损伤经脉。如果邪气在络脉滞留不去，就会传入经脉。邪气侵入经脉，就会导致战栗恶寒、经常惊悸。如果邪气在经脉滞留不去，就会转而侵入输脉。邪气侵入输脉，就会导致手三阴、手三阳六条经脉不通，四肢疼痛，腰脊僵直，难以屈伸。如果邪气在输脉滞留不去，就会转而侵入伏冲之脉。邪气侵入伏冲之脉，就会导致身体沉重，且有痛感。如果邪气在伏冲之脉滞留不去，就会转而侵入肠胃。邪气侵入肠胃，就会导致腹部虚起发胀，如果多寒，就会肠鸣、泄泻，吃进食物不能消化；如果多热，就会大便稀薄，而且有糜烂物随大便排出。如果邪气在肠胃滞留不去，就会转而侵入肠胃之外的脂膜之间，留止于脂膜的细络中。如果邪在脂膜滞留不去，就会停在这里形成积块。邪气侵入人体，或是留著于孙脉，或是留著于络脉，或是留著于经脉，或是留著于输脉，或是留著于伏冲之脉，或是留著于脊膂之筋，或是留著于肠胃外的脂膜并连及缓筋，总之，邪气在体内泛滥，变化多端，无法一一细说。

【原文】

黄帝曰：愿尽闻其所由然。

岐伯曰：其著孙络之脉而成积者，其积往来上下。臂①手孙络之居也，络浮而缓，不能拘积而止之，故往来移行，肠胃之间。水凑②渗注灌，濯濯③有音。有寒则腹膜满④雷引，故时切痛。其著于阳明之经，则挟脐而居，饱食则益大，饥则益小。其著于缓筋也，似阳明之积，饱食则痛，饥则安。其著于肠胃之募原也，痛而外连于缓筋，饱食则安，饥则痛。其著于伏冲之脉者，揣之应手而动，发手则热气下于两股，如汤沃之状。其著于膂筋，在肠后者，饥则积见，饱则积不见，按之不得。其著于输之脉者，闭塞不通，津液不下，孔窍干壅。此邪气之从外入内，从上下也。

【注释】

①臂：相著，著于。②凑（còu）：水流快速汇聚的意思。③濯濯（zhuó zhuó）：象声词，此处形容水流动的声音。④膜（chēn）满：胀满。

【译文】

黄帝说：我想要听你详细说说邪气在体内成积的原因。

岐伯说：邪气滞留于孙络聚结而形成积证，积块可以上下来回移动。这是因为它聚结附着于孙络，而孙络浮而弛缓，不能固定住积块，所以它就会来回移动，进入肠胃之间。如果有水液聚渗注灌于内，就会发出濯濯的水声；如果内有寒气，腹部就会胀满，腹鸣如雷而且有牵引之感，常常突然腹痛。邪气滞留于阳明经，积块就会夹在脐部周围，饱食后，积块就会变大；饥饿时，积块就会变小。邪气滞留于缓筋时，病状与阳明经的积证相似，饱食后，就会胀痛；饥饿时，反而觉得舒适。邪气滞留于肠胃的脂膜时，就会导致疼痛外连于缓筋，饱食后，痛感就消失；饥饿时，疼痛就发作。邪气滞留于伏冲之脉，用手按压积块，积块就会应手而动，手离开后就会感觉有热气下行两股，就像热水浇注似的。邪气滞留于肠后脊膂之筋，饥饿时，积块就能看见；饱食后，积块就看不见，用手按摸，也按摸不到。邪气滞留于输脉，就会导致脉道闭塞不通，津液不能下行，孔窍干燥堵壅。这些就是邪气自外而内，由上而下侵入人体的一般情况。

【原文】

黄帝曰：积之始生，至其已成，奈何？

岐伯曰：积之始生，得寒乃生，厥乃成积也。

黄帝曰：其成积奈何？

岐伯曰：厥气生足悗，悗生胫寒，胫寒则血脉凝涩，血脉凝涩则寒气上入于肠胃。入于肠胃则胀满，胀满则肠外之汁沫迫聚不得散，日以成积。卒然多食饮，则肠满；起居不节，用力过度，则络脉伤。阳络伤则血外溢，血外溢则衄血；阴络伤则血内溢，血内溢则后血。肠胃之络伤，则血溢于肠外，肠外有寒，汁沫与血相搏，则并合凝聚不得散，而积成矣。卒然外中于寒，若内伤于忧怒，则气上逆，气上逆则六输不通，温气不行，凝血蕴裹而不散，津液涩渗，著而不去，而积皆成矣。

【译文】

黄帝问：积证从开始发生到形成疾病，是怎样的呢？

岐伯说：积证的开始发生，是由于感受了寒气，寒厥邪气上逆，就形成了积证。

黄帝问：形成积证的过程，具体是怎样的呢？

岐伯说：寒厥邪气侵入体内，就会导致足部痛滞且行动不便，足部痛滞且行动不便就会导致胫部寒冷，胫部寒冷就会导致血脉凝涩，血脉凝涩就会导致寒气上行而进入肠胃。寒气进入肠胃就会导致腹部胀满，腹部胀满就会导致肠胃之外的汁液黏沫因被挤压而聚结不能流散，时间长了就形成积证。如果突然暴饮暴食，就会使得肠内水谷充满，消化困难，再加上起居无常，劳累过度，就会损伤络脉。如果损伤阳络，血液就会外溢，血液外溢就会导致鼻出血的症状；如果损伤阴络，血液就会内溢，血液内溢就会导致大便出血的症状。如果损伤肠胃的络脉，血液就会溢出肠外，如果肠外适有寒气，汁沫与溢出的血液相搏聚，就会并合凝结而不得消散，就形成了积证。如果突然外感寒邪之气，内为忧郁、愤怒等情绪所伤，就会导致气向上逆，气上逆就会使得手足三阳六经的经气闭壅不通，卫气不能运行，凝结了的血液蕴藏在内而不能散开，津液涩滞，留著不去，就形成了积证。

【原文】

黄帝曰：其生于阴者，奈何？

岐伯曰：忧思伤心；重寒伤肺；忿怒伤肝；醉以入房，汗出当风伤脾；用力过度，若入房汗出浴，则伤肾。此内外三部之所生病者也。

【译文】

黄帝问：病邪在内脏发生的情况，是怎样的呢？

岐伯说：忧思会伤害心脏；寒上加寒会伤害肺脏；气愤恼怒会伤害肝脏；酒醉后行房事，出汗后又当风受寒，就会伤害脾脏；用力过度，行房出汗后洗浴，就会伤害肾脏。这些就是身体内外上中下三部所发生的病变。

【原文】

黄帝曰：善。治之奈何？

岐伯答曰：察其所痛，以知其应。有余不足，当补则补，当泻则泻。毋逆天时，是谓至治。

【译文】

黄帝说：说得好。怎样治疗呢？

岐伯回答说：审察疼痛的部位，就能知道病变的所在。根据邪气亢盛有余和正气虚弱不足的情况，当补就补、当泻就泻。不违背四时的气候变化规律，就是最佳的治疗原则。